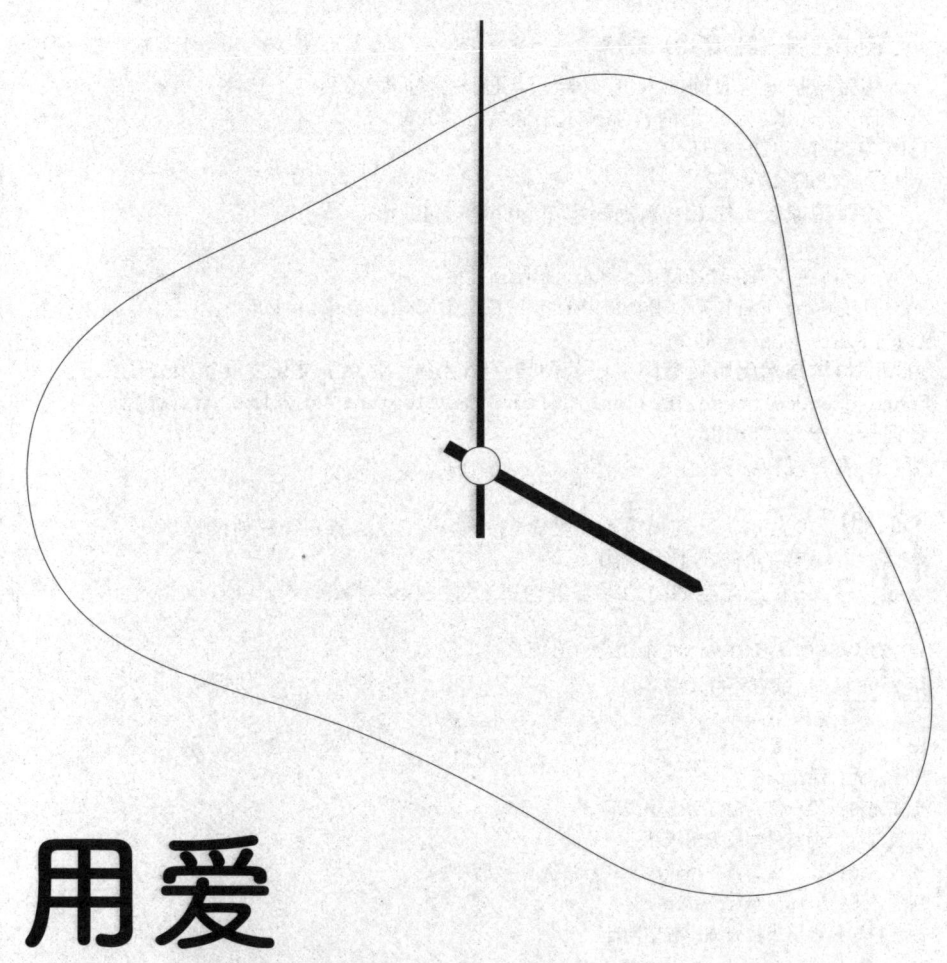

用爱
守护
遗忘
时间的人

〔美〕玛丽·莫勒 著

吕雅鑫 译

CTS K 湖南科学技术出版社·长沙

图书在版编目（CIP）数据

用爱守护遗忘时间的人 ／（美）玛丽·莫勒著 ；吕
雅鑫译 . -- 长沙 ：湖南科学技术出版社，2025. 9.

ISBN 978-7-5710-3415-3

Ⅰ . R473.74-62

中国国家版本馆 CIP 数据核字第 2025QF4440 号

由湖南科学技术出版社有限责任公司与企鹅兰登（北京）文化发展有限公司
PenguinRandom House （Beiing） Culture Development Co., Ltd. 合作出版

登记号：18-2025-126

版权所有，侵权必究

YONG AI SHOUHU YIWANG SHIJIAN DE REN

用爱守护遗忘时间的人

著　　者：〔美〕玛丽·莫勒

译　　者：吕雅鑫

出 版 人：潘晓山

责任编辑：梁　蕾　白汀竹　李文瑶

出版发行：湖南科学技术出版社

社　　址：长沙市芙蓉中路一段 416 号泊富国际金融中心

网　　址：http://www.hnstp.com

湖南科学技术出版社天猫旗舰店网址：

　　　　　http://hnkjcbs.tmall.com

邮购联系：0731-84375808

印　　刷：长沙市雅高彩印有限公司

（印装质量问题请直接与本厂联系）

厂　　址：长沙市开福区沙坪街道中青路1255号

邮　　编：410153

版　　次：2025 年 9 月第 1 版

印　　次：2025 年 9 月第 1 次印刷

开　　本：880 mm×1230 mm　1/32

印　　张：6.75

字　　数：128 千字

书　　号：ISBN 978-7-5710-3415-3

定　　价：68.00 元

（版权所有·翻印必究）

本书献给

兰迪、怀亚特、卢克、贝贝和波谱

目录

导言

"世界上只有四种人：即将成为照护者的人，现在是照护者的人，曾经是照护者的人，以及需要照护者的人。"

——罗莎琳·卡特

对您而言，成为一名照护者可能是意料之中，也可能是意料之外；可能是出于自愿，也可能是缘于偶然的安排。无论您成为照护者的原因是什么，正是这段照护之旅引领您接触到了这本书。

您可能有诸多疑问，可能会想：未来会怎样？我能提供哪些帮助？您或许会感到孤独。不过，我保证，您并不是孤军奋战。您正与数百万人一起踏上这段照护旅程，他们正照顾着美国约 570 万阿尔茨海默病患者。

当您寻求了解这些信息的时候，您的亲人可能已经度过了阿尔茨海默病的早期阶段。您患病的亲人这些年可能已经悄然发生了变化。现在回想起来，您可能会意识到那些警示信号早已显现。尽管如此，请放心，最亲近的人没有完全察觉到病情的变化哪些是非常常见的。在早期阶段，老年人可能会解释自己的健忘现象，如东西放错地方、剐蹭、不付账单或重复付账单等情况。事实上，大多数人认为记忆、思维或行为的变化是衰老和变老的正常现象。在某种程度上，这些变化确实属于常态；然而，有时它们也可能是某些更严重情况即将发生的征兆。

对自己别太苛刻——我们谁也无法预知未来，当然我们也不希望阿尔茨海默病成为自己未来的一部分。回首往昔，突然意识到这一疾病其实一直在悄然恶化，这样的认识其实是一种正常的反应。

阿尔茨海默病是一种渐进性神经退行性疾病，其发展和演变需要经历多年的时间。

过去的 15 年里，我有幸以各种身份与照护者共事。起初，我受雇开发一项新的创新项目，其目标是为照护者提供支持服务。我记得，遇到的第一批照护者中有一位对我说："当我在婚礼上宣誓说'无论好坏，无论疾病还是健康'，我还不知何谓阿尔茨海默病。"我永远不会忘记那位可爱的女士，她与丈夫结婚 40 多年，突然之间承担起照料他的重任。从那一刻起，我意识到照护者是一个特殊群体，他们是无名英雄。

随着项目的进展，我负责了数百个照护者支持小组，协调资源，为有认知障碍的老年人及其照护者提供各种支持服务。

在与照护者合作的过程中，我们很快就发现，许多照护者把自己的需求放在一边，把所有的时间和精力都投入照顾患病的亲人上。这导致无数的照护者牺牲了自己的健康和福祉，当失忆的老年人越来越依赖他们的时候更是如此。随着老年人的照护需求日益增加，他们的依赖性越来越强，照护者用于照顾自己的时间和精力也越来越少。这一认识促使我将照护者的健康和保健确定为重要优先事项。从第一次带家属就诊开始，照护者就必须关注自己的健康。

目前，我在纽约奥尔巴尼医疗中心的阿尔茨海默病卓越中心（Center of Excellence for Alzheimer's Disease at Albany Medical Center）工作，周围都是充满爱心、同情心的医疗专家团队。这段经历再次坚定了我对增进照护者健康和福祉的承诺，这一工作的核心就是老年痴呆症患者。我很高兴与大家分享我从他们身上所学到的，比如我的同事们如何在疾病各阶段让患者葆有尊严、感受到被尊重，让各位照护者也能如法炮制。

当患有阿尔茨海默病的亲人不知道或不清楚周围的环境，他们可能认不出到底是谁在帮助他们，也不知道对方为什么要帮助他们，这时，同情和善意才是真正发自内心的人道主义关怀。作为照护者，您可能永远都不会得到感谢；当您离开房间的那一刻，您的亲人可能就忘了您，在疾病的后期阶段，这种情况更加常见。

这一承诺并非追求荣誉的光环，甚至也不是为了从帮助他们康复的过程中获得满足感，而是为了在亲人最需要关怀的时候，为他们提供最好的照护。

近年来，我有幸能投身于阿尔茨海默病和痴呆症的培训和教育工作之中，这让我有机会关注照护者的健康和保健这一核心议题。通过教育研讨会、培训和演讲，我探讨了同情疲劳、照护者压力和职业倦怠等话题。与这些默默奉献的无名英雄交流得越多，我就越有激情。照护者的健康、保健以及自我照顾，已然成为我职业生涯和个人生活重点关注的事项！

诚然，技术娴熟且富有同情心的医疗服务提供者是持续照护不可或缺的一部分。但我逐渐认识到，照护者才是整个照护旅程的核心，从诊断的那一刻起，他们一直是照护计划中最重要的力量。

过去 15 年，我一直倡导这样一个理念："照护者照顾好自己，才能更好地照顾深爱的人。"这是千真万确的。照顾患有阿尔茨海默病的老年人的人，面临重重挑战，他们患抑郁症、压力增大和倦怠的风险会增加。随着病情的恶化，照护者的孤独感也会愈发强烈。随着照护工作的难度和复杂程度不断升级，照护者肩上的负担可能会变得越来越重。

我深感荣幸能提供这本书作为您的照护指南，确保您在这段旅程中能够获得所需的信息、指导和支持。我希望帮助您成为最好的照护者，既能妥善照顾您自己，也能精心照顾您深爱的人。

对于许多照护者而言，他们的这一段生活犹如乘坐过山车——起伏跌宕，曲折离奇，有黑暗的隧道，也有明亮的通道。对于阿尔茨海默病患者的照护者，本书将帮助您走进人生的下一个篇章。本书分享了帮助减轻照护者压力的实用技巧和策略，以及各种现实问题的解决方案。您将读到一些故事，作为照护者，您对此可能感同身受，我还将提供一系列方法，帮助您顺畅完成日常照护工作，让过渡变得更容易，甚至更可预测。当您作为照顾者面对未知领域或面临困难，本书将作为一种持续的支持性资源供您使用。

当您需要准确的信息、指导、保证、支持、动力和启发，翻开本书，您将获得帮助。

阿尔茨海默病的发展通常是缓慢的，每个患者展现出的具体症状不尽相同。在我所在地区的阿尔茨海默病协会（Alzheimer's Association）分会，我经常这样说："当您遇到一个阿尔茨海默病患者，您实际上是遇到了一个独一无二的个体。"千真万确！虽然美国约有570万阿尔茨海默病患者，但每个患者及其照护者对这种疾病的体验都是独特的。值得一提的是，在本书中，您将找到关于阿尔茨海默病协会的详细信息。通过这一可靠的资源和国际研究中心，我们每个人都能够获取到专业、准确且最新的信息。

我们所知道的是，阿尔茨海默病的各个阶段都有相似之处，都会导致脑部神经退行性病变。关于阿尔茨海默病的发展过程，有几种不同的学说给出了相关描述：根据美国国立卫生研究院（National Institutes of Health and the Alzheimer's Association）和阿尔茨海默病协会的研究，阿尔茨海默病一般分为三个阶段：轻度、中度和重度；而根据美国国家老龄化研究所（National Institute on Aging）的说法，疾病的演变可分为早期、中期和晚期。

另一种更详细的方法是将阿尔茨海默病分为七个阶段。这些阶段的描述也将贯穿全书，了解这些阶段有助于我们更好地把握疾病的发展进程：

第 1 阶段——无症状期

第 2 阶段——极轻度认知功能下降

第 3 阶段——轻度认知功能下降

第 4 阶段——中度认知功能下降

第 5 阶段——中偏重度认知功能下降

第 6 阶段——重度认知功能下降

第 7 阶段——极重度认知功能下降

由于每个患者的患病经历各不相同，您会发现上述 7 个阶段并没有明显的定义界限，各阶段之间可能存在很大的重叠。

因此，交替使用更宽泛的定义是常见的，也是可以接受的——轻度 / 早期、中度 / 中期和重度 / 晚期。在本书中，我们会经常提到它们。

面对晦涩难懂的专业术语和未来的不确定性，您可能会困惑不已。但请务必记住，本书所蕴含的丰富信息在整个疾病发展过程中将为您——照护者——提供支持。在这段旅程中，您绝不是孤身一人！然而，无论您掌握了多少关于疾病的信息，眼睁睁地看着亲人与疾病不同阶段的病魔抗争，这对照护者和亲朋好友来说，都是异常艰难的煎熬。再清晰不过的事实是：身为照护者，当您的亲人罹患阿尔茨海默病，您是他们患病世界里最重要的盟友。请温柔对待自己，要知道您是如此特别——正是这份牵挂促使您翻开了这本指南。这表明，在当前境遇下，您将竭尽所能为患病亲人撑起一片天。中国哲学家老子曾经说过："慈故能勇。"

第一部分

初识阿尔茨海默病

我们将从基础知识入手，探讨阿尔茨海默病和痴呆症之间的差异，同时，我们也将阐述照护者在阿尔茨海默病治疗过程中所扮演的重要角色。

什么是阿尔茨海默病?

在本书第一章,将为您提供阿尔茨海默病基础知识,我们还汇总了一些关键信息,旨在帮助您顺利应对这一疾病的各个阶段。您将了解到:

· 阿尔茨海默病与痴呆症的区别。
· 阿尔茨海默病不同阶段的预期症状。
· 一些常见症状。
· 照护者在这一过程中扮演的重要角色。

痴呆症和阿尔茨海默病

大多数人认为,阿尔茨海默病和痴呆症是两种不同的疾病。事实上,阿尔茨海默病是痴呆症的一种。痴呆症是一种神经退行性疾病,会导致神经元进行性的和不可逆的损伤和丧失，损害大脑功能。

痴呆症泛指大脑发生变化，导致思考、解决问题、判断和记忆困难。痴呆症还包括许多症状，如行为、记忆、思维、推理和情绪管理方面的变化，以及认知功能的普遍丧失。这些症状通常会持续数年，随着时间的流逝而加重，严重干扰日常生活和日常活动。每个痴呆症患者经历的过程都不尽相同，痴呆症影响大脑各部分的时间也因人而异。

需要注意的是，痴呆症有很多种类型。各种疾病和因素都会导致痴呆症。这些神经退行性疾病会导致神经元和大脑功能不可逆转地逐渐丧失，目前还没有治愈的方法。

阿尔茨海默病的发病原理

痴呆症有多种类型和原因，但最常见的是阿尔茨海默病。在所有确诊的痴呆症病例中，高达 60% ~ 80% 被归类为阿尔茨海默病。阿尔茨海默病会导致记忆、思维、推理和行为等方面的问题。

症状会在数年内缓慢发展，并随着时间的流逝而加重，最终严重到影响日常生活，并影响所有功能。虽然您可以采取一些措施积极干预症状的发展轨迹（我们将在本书中探讨这些措施），但目前尚无有效治疗阿尔茨海默病的方法，而且多年来已造成的损害是不可逆的。阿尔茨海默病会破坏大脑中的神经元细胞，神经元是神经系统中相互传递信息的细胞，这种信息传递指导并调节着人体的所有动作，包括自主和不自主动作，这些动作对人类的生存至关重要。

把大脑想象成一座向全身发送信息的控制塔，神经元就像是调度员，负责传递信息。阿尔茨海默病好比是信号干扰，会破坏和中断神经元之间的交流，导致记忆、思维和其他需要处理信息的功能出现障碍。

一般说来，海马体是阿尔茨海默病首先发病的区域。海马体是大脑中负责记忆的重要部分。海马体是负责人类长时间记忆的储存部位，也是定向等功能的所在区域。例如，海马体告诉我们钥匙放在哪里、如何使用洗衣机以及如何做早餐。我们每天都在使用的所有功能和活动，都是由海马体指导思考的。阿尔茨海默病会产生斑块和缠结——杀死神经元的结构——慢慢侵袭海马体。神经元死亡的原因是它们无法再相互交流，并且缺乏生命和功能所需的基本营养。阿尔茨海默病的症状可能会从轻微的记忆力减退开始，可能会导致无法记住名字或事件，或无法对环境变化做出反应。

目前，研究人员正在研究阿尔茨海默病患者大脑中斑块和缠结形成的原因，同时研究为什么某些人会患病而其他人不会。

在过去一个世纪里，人们的平均寿命延长了，患慢性病和患有一个世纪前夺人性命疾病的人也活得更久了。据推测，这些可能是导致阿尔茨海默病发病率上升的一些因素。我们希望，随着研究的深入，能够揭示更多关于这一破坏性疾病的秘密，并找到治愈之道。目前，无论是与医务人员讨论病情变化、寻求治疗方案，还是帮助患病亲人保持尽可能充实、活力四射的生活方式，照护者在帮助控制疾病方面都扮演着最重要的角色。

我们所知道的是，阿尔茨海默病的发病速度因人而异，每个人的患病经历也不尽相同。目前，当一个人被诊断出患有阿尔茨海默病，他的预期寿命为 8~12 年，但也有可能延长到 20 年；然而，人们在不知道自己的诊断结果的情况下经历阿尔茨海默病的早期阶段是很常见的。

许多照护者说，现在回想起来，他们在亲人确诊前几个月甚至几年就已经注意到他们的变化。照护者在进一步反思后，可能会想，也许他们应该更早说点什么或采取行动。回顾过去有助于构建事情发生的时间轴——例如，您是何时开始察觉到这些变化？然而，为自己本应或本可以做的事情而自责是无济于事的。如今，您拿起这本书，说明您在寻求指导，也说明您是在为深爱之人的最大利益着想。

请记住，大多数处于阿尔茨海默病早期或轻度阶段的人一般都能继续过正常的生活，在病症初现之时，他们可能也有一定的能力掩饰病情。

当然，人是有权利的；患者都是成年人，有权按照自己的意愿生活，因此随着病情的发展，如果他们对干预有抵触情绪，照护工作就会变得棘手。

早期主要症状

有几种阿尔茨海默病主要症状，是多数患者都会经历的。以下列出的症状并不全面，但通常是最常见的：

· 难以记住新学到的信息。这是最常见的早期症状，但事实上，在疾病的每个阶段，各种症状都预示着记忆和思维方面出现了新的问题。
· 记事困难。
· 时间感知错乱。
· 难以完成工作或家庭中的日常任务，注意力难以集中。
· 难以计划和解决问题。例如，一个人可能对感知物体的距离和空间关系有困难——照护者可能会发现他们的亲人在开车方面有困难。他们可能会经常发生剐蹭，或者您可能会注意到他们保险杠的四角有刮痕和碰撞。也许他们迷路了。
· 判断失误和错误决定变多。

这些新的或最近出现的行为、令人费解的决定和记忆障碍可能会让您怀疑这是阿尔茨海默病。也许您的亲人已经被确诊患病。无论如何，这些主要症状中的许多迹象都表明，当下有些东西正在发生变化。

认知能力衰退的 7 个阶段

随着时间的流逝，每个人都会以不同的速度经历阿尔茨海默病的各个阶段。疾病的进展会有很大差异，这取决于老年人的认知储备和生活习惯等因素。

认知储备是指老年人通过寻找其他方法来完成某件事情的适应能力。这使人在面对不同情况的时候，能够利用自己解决问题的能力，应对挑战并具有应变能力。这可能包括能够调整计划，例如因绕路而改道回家，或有能力管理新开的药物。认知储备是阿尔茨海默病早期阶段保护大脑的一个重要因素。

简单说一说生活习惯，人们的选择也会影响疾病的进展。例如，如果老年人饮酒过量、用药不当或过着与世隔绝、久坐不动的生活，大脑可能就没有那么多的认知储备。对心脏有益的东西就是对身体、对大脑有益的东西。多吃绿叶蔬菜和新鲜水果等营养丰富的食物有助于保持身体和大脑健康。相反，食用营养不足的高度加工食品则会导致健康状况恶化。那些久坐不动、与世隔绝、缺乏锻炼、没有目标或希望的人，其认知储备能力一般低于那些喜欢积极生活方式的人。需要重申的是，每个人的病情发展都不尽相同。不过，一般来说，这些都是阶段性的：

第 1 阶段——无症状期

这一阶段，没有证据表明认知功能受损，记忆、思维或推理能力也没有发生变化。事实上，在出现任何外在症状或被确诊之前，阿尔茨海默病的这一病程已经持续了约 20 年。

第 2 阶段——极轻度认知功能下降

在这一阶段，老年人可能会注意到一些记忆力减退的小问题，他们可能会开始丢失物品或放错地方。在这一阶段，患者可能有能力解释这些情况。老年人仍然过得很好，可以按照自己的意愿生活。极轻度认知功能下降是阿尔茨海默病外在表现和外观的开始。大多数人将这一阶段归因于正常衰老引起的记忆力衰退（请参阅第 19 页是正常衰老还是阿尔茨海默病？）这一阶段的认知能力下降程度较轻。

第 3 阶段——轻度认知功能下降

在这个阶段，老年人可能开始难以解释自己的记忆和思维问题。家庭成员、即将上任的照护者以及与老年人关系密切的人已经开始意识到问题的出现，有些事不太对劲。老年人在谈话、组织和计划、记忆新获取的信息时，可能开始越来越难找到正确的词语。他们可能会开始丢失个人物品。在这一阶段，认知能力的衰退会变得更加明显，老年人在这一阶段和以后的疾病阶段都非常脆弱。

第 4 阶段——中度认知功能下降

在这一阶段，老年人的认知障碍变得非常明显。即思维和记忆方面的问题更加明显，家人或其他亲近的人一般会更多地参与进来。主要照护者开始成为重要的决策和照护协调过程的重要部分。老年人现在可能难以完成他们曾经能够完成的日常任务，如使用简单的数学技能、按照食谱做饭或填写支票。当老年人想努力准备一份熟悉的食谱，却再也记不住或无法跟上步骤，烹饪方面的问题可能会变得愈发明显。也许他们会忘记关炉子，或者烹饪时汁液外溢，把锅烧焦了。此时，安全问题就会成为一个严重的问题。药物管理也可能成为一个问题，因此可能需要继续进行监测或监督。在本阶段，认知能力的下降也会成为一个严重的问题。

第 5 阶段——中偏重度认知功能下降

在这个阶段，老年人可能需要更多帮助来完成许多日常生活活动（activities of daily living，ADLs）。日常生活活动包括穿衣、洗澡、行走和移动、个人卫生照护、如厕和进食。此外，还有一些工具性的日常生活活动，包括挑选适合当季的衣服、使用电话、理财、购买日用品、管理药物以及与人沟通。这些日常琐事都会变得非常具有挑战性。严重失忆可能会导致患者感到更加混乱，加剧困扰程度。在患者感到恐惧和沮丧的情况下，出现困难行为并不罕见。当病情发展到这一阶段时，患者的短期记忆能力往往已经遭受严重损害，因此他们可能需要大量的援助来确保其安全并得到妥善的照料。有趣的是，在这个阶段，他们的长期记忆可能仍然完好。老年人可能仍能够认出家人，回忆起童年和成年早期的生活。在他人提供支持和服务的情况下，患者可能仍然能够住在家里。到了这一疾病阶段，认知能力衰退使老年人对照护者的依赖程度增加。在协调所需照护的过程中，照护者的作用变得越来越重要。

第6阶段——重度认知功能下降

在这一阶段，老年人在个人照护方面需要不断地监督和帮助。他们的意识越来越模糊，记忆力越来越差，对周围环境的认识也越来越模糊。除了身边的人之外，老年人无法回忆起发生的事情，也无法辨认人或地方。他们的膀胱和肠道可能失去控制，需要全天候照护，而且不能单独待着。他们可能需要他人帮助喂食，可能需要持续监测以防脱水。由于认知功能下降，患者可能会出现性格改变、好斗和烦躁不安等行为。对于照护者和家人来说，眼睁睁地看着亲人的记忆力和思维能力衰退是一个漫长且痛苦的过程。

第7阶段——极重度认知功能下降

这属于这种慢性"绝症"的最后阶段。在这一阶段，患者无法与外界交流或对环境做出反应，而且可能会出现吞咽困难，是时候需要全面照护了。最理想的情况是，照护者和家人现在已经有时间制定遗嘱，以尊重亲人的临终关怀意愿。

您从何介入

阿尔茨海默病是一种会造成长时间影响的疾病，其影响波及整个家庭。在这里，"家庭"的定义并不固定，因为通常情况下，与老年人关系密切的人可能会形成一个家庭，比如朋友，而并非仅限于生物学上的亲属关系。无论身边的人是谁，主要照护者都会更加积极地参与阿尔茨海默病患病老年人的生活。大多数情况下，照护者挺身而出是因为这位老年人对他们来说非常重要和特殊。而对于其他人来说，照顾老人是他们必须承担的责任，甚至可能是在毫无征兆的情况下突然发生的。

简，一位孀居的女士，独自住在一座小城市的公寓里，亲朋好友就在附近。女儿泰莉计划圣诞节前来看望她。往年，简会前往女儿家共度佳节，但今年，由于身体不适，她选择留在自己的家中。泰莉的哥哥比利居住在离妈妈家 35 分钟车程的地方，哥哥一周给泰莉打两次电话，他告诉泰莉"妈妈很好，我一直在和她聊天"。比利工作很忙，只能尽量每月抽出时间去看望母亲一次。泰莉每周都会给妈妈打电话，她觉得妈妈不想出远门很不寻常。

当泰莉来到妈妈的公寓，眼前的场景让她大吃一惊。简一直爱整洁，但此刻，垃圾桶满了，脏盘子堆在水槽里。公寓里还弥漫着一股刺鼻的酸味，简需要洗澡、理发。泰莉问妈妈，家里为什么会一团乱，为什么她看起来像是很多天，甚至几周都没有踏出公寓一步。简说自己身体不舒服，承诺明天会把公寓收拾干净。

第二天一早，泰莉就把公寓打扫得干干净净。她正在煮咖啡的时候，母亲走进厨房，惊呼，"泰莉，你什么时候来的？"泰莉说："妈，昨晚呀。您不记得了吗？"简说："哦，对哦。"母女俩一同享用了早餐，随后泰莉建议妈妈洗漱一下，再去洗澡。简洗澡后，还想把原来的衣服穿回身上。泰莉让妈妈换上干净的衣服，然后她们就去理发了。在去商场的路上，简问泰莉："我们要去哪儿？""妈，去商场理发。"泰莉提醒她。"哦，对哦。"她妈妈回答道。10分钟后，妈妈重复问："我们要去哪儿？"几分钟后，妈妈又问了一遍同样的问题。泰莉开始意识到情况不对劲。她注视着站在阳光底下的妈妈，发现她脸色苍白如纸，身形也消瘦了许多。

成年子女、朋友或亲戚如果有一段时间没有见到自己的亲人，他们通常会注意到，自从上次探望之后，他们的亲人发生了一些变化。有时变化很大，例如，家里几乎没有食物、他们需要洗澡或蓬头垢面、信件堆积如山、账单未付。其他时候这些变化可能很微妙，比如账单付了两次、药物混淆、因摔倒或脱水而引发急性疾病。也许您注意到，您的亲人错过了几次和他人的约会，或者他们不再参加自己喜欢的集体活动。

这些变化可能会让您感觉像是拼错了的拼图，您正试图将它们拼凑起来，弄清到底发生了什么。正如每个人经历疾病进展的方式不同一样，每种照护关系也不尽相同。

关爱自己

您个人的照护实践将随着您所爱之人的需求而不断演变和发展，因此，保持一种开放和灵活的状态在此时此刻显得尤为重要。作为照护者，保持自身身心健康是这段旅程中最重要的一环。当然，这并不意味着漠视您所爱之人，相反，您在维护他们的尊严和生活质量方面扮演着重要角色。他们需要您的关爱、耐心、理解、不带偏见地关怀和保护。这一切都需要您投入精力！

照护工作是有意义的、具有挑战性的、耗费情感的，也是充满压力的。您很有可能成为"万事通"，在努力过好自己生活的同时，还要兼顾照顾他人的责任。因此，要想成为一名靠谱的照护者，最重要的一点就是挤出时间照顾好自己。这一点在全书中将被反复强调——它就是这么重要！要知道，如果您感到心力交瘁、疲惫不堪、不堪重负，那么周围的每个人都会受到影响。这种情况是可以预防的，也没必要成为照护旅程的一部分。

"持而盈之，不如其已；揣而锐之，不可长保。"

——老子

　　在第二章中，我们将讨论接下来的步骤，首先是识别阿尔茨海默病早期阶段认知能力下降的迹象，了解阿尔茨海默病与正常衰老之间的区别，以及早期检查的重要性和就医诊断的必要性。

早期症状

吉姆的故事

吉姆和凯茜相识于晚年。他们交换誓言时，凯茜58岁，吉姆61岁。大约13年后，凯茜注意到吉姆的支票账户出现了错误，而且，他开车时有几次迷了路，显得心烦意乱。不过，吉姆在城里开车还是没有问题的，他继续参加信仰团体和其他活动。然而，大约一年后，凯茜注意到吉姆在语言表达上出现了困难——先是在谈话中找不到合适的词汇，随后又开始重复自己的话。后来，吉姆丢了支票簿，找不到也无法追溯。凯茜决定与吉姆的两个儿子杰夫和戴夫讨论她所担心的问题。一番交谈后，杰夫说他最近也很担心父亲。戴夫说，当他来城里看望父亲，他带父亲出去吃午饭，父亲状态很好。那次会面后不久，凯茜得知吉姆瞒着她给戴夫钱已经有一年多了。凯茜知道吉姆该去看医生了，现在回想起来，她觉得也许几年前就应该让吉姆去检查一下。

期待什么

在阿尔茨海默病的早期阶段——一般为第 2 期和第 3 期，也称为轻度阶段——大多数家庭成员和照护者都不会察觉到认知能力下降的迹象。对于大多数处于轻度阶段的患者来说，他们可以应付基本的日常生活活动，而且可以独立完成其中的大部分活动。我们将讨论如何识别这些早期阶段可能出现的常见迹象。同样重要的是，我们将讨论正常的衰老和记忆功能是什么样的，而不是衰老过程中不正常的一些常见行为和症状。有时，记忆功能的变化会被认为是"正常衰老"和"只是变老了"。我们将对"记忆力减退是衰老过程中自然和正常的一部分"这一观点提出质疑。此外，还有一些因素会对老年人的衰老过程产生深远而积极的影响，无论他们是否出现记忆力衰退。

早期检测

　　亲人不要因为"没有及早发现"而自责，早期检测的重要性值得讨论。早期检测对患有认知障碍的老年人、家庭成员和照护者都有好处。当一个人出现记忆问题或混乱加剧，可能会有多种问题导致这种情况。虽然目前还没有药物可以阻止疾病的发展，但早期检测可以对疾病的发展轨迹产生积极的影响。请考虑以下几点：

- 有研究表明，运动有可能减缓疾病的进展。研究表明，运动可以促进血液流向大脑，从而滋养细胞和神经元，有助于保护认知功能；
- 早期检测为改善饮食习惯提供了机会。这将有助于提高整体健康水平；
- 您将能更早地获得重要信息，而不是更晚。在缺乏准确信息的情况下尝试解决问题和作出决定，可以避免出现压力过大的情况，这对疾病的发展轨迹有积极的影响；
- 进行早期诊断可以引发对话，帮助您深爱的人感受到被尊重、支持和安全。

　　让您的亲人保持活力并参与社交活动，可以帮助他们带着希望和目标去面对这个可怕的诊断。当您的亲人得到诊断结果，这实际上可以帮助他们消除恐惧和担忧，因为他们可能早已意识到自身身体状况的异常。关于早期检测的一个有趣现象是，由于老年人可能在短时间内仍能维持相当好的功能表现，所以医疗专业人员可能很难发现阿尔茨海默病的迹象。

照护者如何提供帮助

照护者可能会因为意识到自己的亲人有些不对劲而主动约见医生。在这种情况下，当他们把自己的亲人送到初级保健诊所进行评估，就会遇到一个常见的照护挑战，即老年人能够与医生交谈并回答基本的问题。他们能够在 10 ~ 15 分钟的就诊时间内保持清醒。他们可以完成基本的评估，或在简短的记忆测试中表现良好。

在这些仅能捕捉表面信息的简短交谈中，想要发现记忆力减退的早期证据可能会很棘手。初级保健诊所的测试非常简短，一般不会深入询问记忆力减退的原因。这并不是在指责医生或医学界。这只是照护者的职责所在，而且这也是您如此重要的另一个原因。您可以提供有价值的见解和可靠的信息，帮助医疗服务提供者了解您所看到的情况，这样他们就可以将拼图拼凑起来，确定可能导致变化的原因。您的亲人很可能不愿意承认他们的记忆和思维出了问题。当他们在医生面前"表现"良好，您提供的补充信息和例子对于帮助他们获得准确的早期诊断至关重要。

如果您能理解这种情况，那么现在就应该拿一个笔记本，开始记录您看到的和您的亲人随着时间的流逝而发生的变化。您的真实事例和记录将有助于医生做出准确诊断，从而帮助您的亲人尽早接受干预，使他们长期受益。

轻度认知障碍与正常老龄化

的确，随着年龄的增长，人们可能需要更多的时间来处理复杂的想法、解决问题或学习新知识。偶尔放错物品位置或忘记某人的名字可能很正常，并不意味着某人患有阿尔茨海默病。根据美国国立卫生研究院（National Institutes of Health）的说法，由于大脑和身体的变化，轻微健忘或时不时放错东西等问题可能是正常衰老过程的一部分。

不过，通常情况下，如果您把钥匙放错了地方，您可以重新走一遍。您知道自己用钥匙打开了家门，而且您的车也停在车道上，所以您会在家里和大衣口袋里翻找，最终找到了钥匙。有能力解决问题并追溯自己的脚步，说明这不是老年痴呆症。如果您偶尔做了一个错误的决定，那是正常的；如果您由于判断力差而一再做出错误的决定，如果您缺乏洞察力，不能认识到自己做了很多错误的决定，那么这就表明可能存在其他问题。

　　这些例子旨在说明，记忆力衰退并不是衰老过程中的正常现象。随着时间的流逝而出现的认知能力下降并不是典型衰老的症状。一个正常的、健康的大脑能够恢复和修复因正常衰老、疾病和日常功能而受损的神经元。然而，正如您在第一章中所学到的，在阿尔茨海默病的早期阶段，大脑神经元之间的交流开始出现不可修复的中断。

　　作为照护者，了解一下您亲人不断变化的现实情况可能会有所帮助。改编自阿尔茨海默病协会的"阿尔茨海默病的10个早期征兆和症状"将帮助您了解他们在早期阶段可能经历的一些情况，并判断这属于正常衰老还是更严重的疾病。

是正常衰老还是阿尔茨海默病？

　　1. 影响日常生活的记忆力减退是早期最常见的症状之一。这时，老年人可能很难记住新获取的信息。他们可能会忘记重要的日期或事件，或与这些事件相关的细节。老年人可能会开始反复问同一个问题或重复自己说过的话。老年人可能会越来越依赖便条、闹钟、日历或其他提醒方式，以帮助提醒他们已安排的事件、约会或承诺。与年龄有关的正常变化可能并不表明患有老年痴呆症，例如偶尔会忘记约会，但后来又想起来了；日历上有很多不同的约会时，却把两个不同的约会搞混了。

2. 计划或解决问题方面的困难可能会在早期阶段出现。有些人在处理数字或记录每月账单时可能会遇到困难。他们可能难以按照计划甚至熟悉的食谱行事。如果您是他的亲人，您一辈子都在看着他计划和烹饪节日家宴。您发现，最近这对他们来说已成为一个令人生畏的过程。在家庭聚餐活动开始前的几天，他们会变得手忙脚乱和易怒。重要的菜肴被遗漏，其他菜肴也可能烹饪不当。然而，一个与年龄有关的正常变化的例子是，老年人可能会忘记将菜肴放入烤箱加热，但当他们看到冰箱里的菜肴时，却能立刻想起来。这种情况并不一定意味着就是阿尔茨海默病。

3. 难以完成熟悉的任务可能是阿尔茨海默病的另一个早期症状。就像您的亲人在筹划家庭聚餐时遇到困难一样，进一步深思，您会意识到，虽然您的亲人四五十年来一直在制作一份熟悉的食谱，但现在这个过程却充满了挑战。以意大利面酱为例，可能橄榄油、香料和大蒜都没加进去。如果是他们最拿手的奶酪通心粉，也许通心粉没煮熟就放进去了，或者没有加奶酪，而是加了很多块黄油。也许咖啡壶里没有水，或者不记得打开过咖啡壶。又或者，您爱的人在试图启动割草机或拖拉机的时候会感到沮丧，然而您却发现油箱已经完全空了。与年龄有关的正常变化可能并不表示老年痴呆症，例如，当您爱的人超级忙碌、心烦意乱或疲惫不堪时，也有可能会忘记在食谱中加水或配料。

4. 混淆时间或地点可能是阿尔茨海默病的另一个早期症状。阿尔茨海默病协会指出，阿尔茨海默病患者可能会丧失对时间、日期甚至季节的感知力。对老年人来说，他们可能很难理解事情并非立即发生的。您的亲人可能会忘记自己身在何处或如何到达那里。他们可能不知道预约是提前几周或几个月计划好的，错过预约可能会浪费宝贵的时间，因此他们现在只能等待再次就诊。在早期阶段，照护者很难识别出患者混淆了时间和地点，而且老年人可能还能在一定程度上掩盖这种突发问题。一个与年龄相关的正常变化可能并不表示老年痴呆症的例子是当老年人走弯路迷了路，但仍然能够找到回家的路。

5. 难以理解视觉图像和空间关系是阿尔茨海默病的一个鲜为人知的症状。这会影响您亲人阅读和理解文字和文本的能力。照护者可能会看到他们的亲人在看报纸，但他们可能没有意识到他们的亲人无法理解自己所阅读的内容。随着病情的进展，患者往往会逐渐显现出驾驶困难。照护者可能会注意到老年人在驾驶时频繁发生剐蹭、碰撞路边或灯柱的情况。这些驾驶问题反映在老年人汽车的保险杠上，其外角可能会有明显的刮痕、凹陷或损坏。这些迹象表明老年人可能在深度知觉上出现了障碍。

白内障等疾病导致的视力变化就是一个与年龄相关的正常变化的例子，但这并不表示老年痴呆症。

6. 说话或写字时出现词不达意这一新问题是阿尔茨海默病

的症状和体征之一。老年人可能会在谈话中途停下来，不知所措或开始重复自己的话。他们还可能会费力地为某件物品寻找正确的词，比如把鸟叫作"会飞的东西"，或者把意大利面条叫作"您吃的那种长长的、黏黏的东西"。对于照护者来说，这可能是一个外在迹象，表明他们的亲人可能出了问题。与年龄有关的正常变化可能并不表明患有老年痴呆症，例如，忘记了鸟的具体名字，直接称之为"鸟"，后来又想起来或查到了这个名字。

7. 放错东西和失去追溯能力是阿尔茨海默病的一个非常常见的症状。您的亲人可能会把物品放置在平时不会放的地方，随后却无法回忆起放置的位置。他们可能会把信用卡放在冰箱的冰块盘下，或者把钱包存放在烤箱里。照护者或其他人可能会被误会偷窃或藏匿亲人的物品。随着时间的流逝，这种情况可能会发生得越来越频繁。与年龄有关的正常变化可能并不表明患有老年痴呆症，例如，老年人把钥匙或眼镜放错了地方，但随后又能通过追溯自己的行动轨迹找到它们。

8. 判断力下降或判断力低下可能是阿尔茨海默病引起的。老年人可能会开始做出一些错误的决定。这可能包括把钱交给家人、陌生人或电话推销员。或者，他们允许外人进入自己的家，或者为从未开始的，或者是他们真的不需要或负担不起的家装项目预付款项。另外，可能发生变化的外在迹象是，您的亲人对自我照顾失去了兴趣。他们的个人外貌可能开始发生变化；也许您已经注意到他们不再经常洗澡，或者他们总是穿着同样的衣服。他们之前可能一直都很注重梳妆打扮，但现在您却发现他们看起来不修边幅。一个与年龄有关的正常变化可能并不预示着阿尔茨海默病的例子是，老年人虽然偶尔不洗澡，但仍然会穿上新衣服，也会刷牙。

9. 退出工作或社交活动也可能会发生，因为老年人可能会对参加熟悉的活动或社团变得犹豫不决。他们可能难以观看或关注自己喜爱的运动队，或者对自己曾经喜欢的爱好失去兴趣。照护者可能会注意到，他们的亲人开始与世隔绝，回避熟悉的环境。与年龄有关的正常变化可能并不表明患有阿尔茨海默病，例如，当老年人因家庭或工作任务而感到疲惫不堪时，他们会决定偶尔不去参加活动。

10. 情绪或性格的变化也可能是阿尔茨海默病的早期征兆。人格改变可能是由困惑、恐惧、焦虑、猜疑或抑郁等情绪引起的，会导致您的亲人在交流和行为上与常人大相径庭。他们可能会在不属于自己舒适区的地方和环境中变得容易不安或焦虑，这可能非常不符合他们的性格。对于照护者来说，看到这种情况可能会感到痛苦，因为随着您亲人的变化，您可能还没有把所有的拼图拼好。与年龄相关的正常变化可能并不预示着阿尔茨海默病，例如老年人在新环境中似乎有轻微的不适应，或者例行公事被打断。

重要的是要记住，每个人都会经历阿尔茨海默病不同的发展过程。老年人可能会表现出一种或多种早期症状，但这些症状会因亲人的性格、病史和许多其他因素而有所不同。

深入了解阿尔茨海默病

想象一下，您的女儿正在向您讲述昨天你们都参加了的生日派对。她说的那些人、礼物和蛋糕，然而，在您的脑海中，您却不太确定那是谁的生日，对派对毫无印象。事实上，您很确定那从未发生过。您知道女儿不会撒谎，但她错了。

同样，您知道从一个被注射了镇静剂的小手术中昏昏沉沉地醒来是什么感觉吗？想象一下您醒来的那一刻——现在，您要立即起身，找到您留在术前室的衣服，穿好衣服，指认并感谢恢复室的护士长，然后开车回家。您可能仍然感觉不清楚、判断力下降，甚至不记得自己为什么会在那里。请您想一想，当您思维变得模糊不清，独自一人处理所有这些事情会是什么感觉。您的亲人在去杂货店买东西、做晚饭或付账后平衡支票簿时也会有这种感觉。这可能会让人感到害怕、沮丧和尴尬。

说什么

1. 包容。在疾病的早期阶段，交流方式会根据老年人的需求而有所不同。您的亲人很可能能够参与有意义的对话，但他们可能难以理解新信息或理解复杂的情况或解释。尽量不要做出假设或将您的亲人排除在对话之外。如果在交流中出现问题，请一起寻找解决方案，帮助他们缓解不适和尴尬。如果您在医生的办公室里开始和护士谈论您的亲人，而他们也在场，一定要让他们参与谈话。

2. 倾听您深爱的人。给他们时间分享他们的想法、感受和需求。尽量保持耐心，让他们有机会与您沟通。

3. 慢慢来。当照护者忙得不可开交时，放慢脚步倾听是一项挑战，但耐心的照护者确实能让他们的亲人安心。

4. 提出问题。试着确定您的亲人在哪些方面表现得比较自如，在哪些方面可能需要帮助。一开始这可能会很尴尬，您可能得不到诚实的回答。大多数人都不愿意承认他们需要帮助。您可以说自己在他们需要时随时提供帮助。

5. 给您的亲人时间做出回应。可能需要更多的时间来处理对话并做出回应。虽然您可能很想打断他们的谈话，但请尽量保持耐心并提供支持，避免流露评判的态度或是显得自己高高在上。

6. 承认自己不知道该说什么。始终尊重您的亲人，维护他们的尊严，即使他们说了一些不合常理或出格的话，也不要以负面或批评的方式回应，而是告诉他们："此刻我真的不知道该说什么。"

7. 笑。本杰明·富兰克林曾说过："麻烦来敲门，但听到笑声就匆匆离去。"有时，笑声真的是最好的良药，它能在最需要的时候帮助人们团结起来，振奋人心。

8. 保持冷静。当您的亲人重复自己的话时，您最好只是倾听，而不是坚持纠正他们。如果老人变得激动、不安或不知所措，重复的次数可能会增加。如果您作为照护者不断纠正他们，这种情况可能会变得更糟。如果您很想说："妈妈，我已经跟您说过五遍了，您快把我逼疯了"，请试着控制住自己，并意识到发火对情况不会有任何帮助。不过，您也只是凡人，有时候耐心告罄，需要暂时离开，这也没关系！

做什么

阿尔茨海默病的早期阶段可能会让每个人都感到困惑。前一天，老年人看起来还很正常，但第二天就不好了。在六月的某个星期一，他们可能会认为今天是 9 月 30 日，而第二天，他们可能就能清楚地知道日期和季节。您可能会意识到，类似的不可预知事件已经持续了几年，而且现在发生得越来越频繁，是时候采取行动，带您的亲人去看医生了，最好是去看神经科医生。如果您觉得这样做合适，可以与您的亲人谈谈他们的感受。他们可能会向您敞开心扉，提供有价值的见解，您可以将这些见解告诉医生。或者，寻求另一位值得信赖的亲人或朋友的帮助，您的亲人可能愿意与他们分享一些感受和经历。

就诊

照护者可能急于得到诊断结果，以便开始尽其所能帮助解决这种情况。然而，老年人可能还没有准备好面对这种情况，甚至不相信自己出了什么问题。失忆的现实可能会让每个人都感到恐惧和不知所措。重要的是，不要低估做出这样一个改变生活的决定所带来的影响。如果您的亲人决定去看医生，这就意味着他们承认自己出了问题。

与大多数癌症、糖尿病和其他疾病不同，阿尔茨海默病表明您亲人的大脑出了问题，最终他们将失去为自己做决定的能力。但是，如果能及早诊断，您的亲人仍然能够制订计划，确保自己的意愿和决定得到尊重。如果您的亲人拒绝看医生，您可以尝试从以下几点展开讨论：

· 早期检测让我们有时间了解诊断结果和预期结果；

· 早期诊断使您有机会选择治疗方案，包括可能获得的临床试验和研究；

· 诊断为我们提供了建立照护团队和了解支持服务的机会；

请教医生什么

第一件事：准备一个笔记本！在本子上记录您亲人的变化，并提前写下您的问题，为就诊做好准备。最重要的是，每次找医生看诊的时候都带上这个笔记本。

首先为您的亲人预约一位初级保健医生（primary care physician，PCP）。这可能是一位他们长期以来信任的医生，也可能是一位新医生。他们可能会去看其他医疗保健专业人员，如医生助理或执业护士。

一些初级保健医生和工作人员对治疗记忆丧失的患者感到很舒服，而另一些人则更愿意转诊给神经科医生进行专业诊断。

一旦到了医生办公室，重要的是要坦诚和详尽地告诉医生发生了什么。提前决定自己是否有能力和勇气在亲人面前说话。有些照护者要求在就诊时私下

与医生交谈。这可能是一个很难做出的决定，因为告诉医生您亲人遇到的所有麻烦可能会让人觉得不尊重。无论您是决定私下交谈还是当着您亲人的面交谈，坦诚都是非常重要的。您可能想告诉您的亲人您是诚实的，虽然这让他们很难过，但他们的健康、安全和幸福才是现在最重要的。对您的亲人和您自己表现出善意、爱心和耐心；这对你们双方来说是一次艰难的就诊。

· 认识到这种情况意味着我们有更多的时间来制订有关财务和法律事务的未来计划，以及有关医疗保健和长期规划的决定。

对于照护者、照护伙伴、配偶和家庭成员来说，早期诊断的好处包括以下几点：

列出您所关心问题的例子。例如："我妈妈做饭时会忘记添加配料，我们最近发现她好几次没有关炉子。"或者:"我丈夫把信用卡弄丢了四次。尽管我们已经补办了信用卡,但他总是丢三落四,找不到东西。"列出行为的具体变化、发生时间、持续时间以及似乎触发这些变化的原因。记下他们是否焦虑、喜怒无常、哭泣、抑郁或生气。您可以在护士到达时将这份清单交给她。

勇于探索。询问医生为什么记忆和思维会随着时间的流逝而出现困难。您可以问这是否可能是阿尔茨海默病,或者是否有其他原因导致这些变化。您的亲人是突然或一夜之间出现这些变化的吗?在与医生交谈时,要直接发问(或带一个会直接发问的人),以确保您得到答案,并确保医生掌握所有必要的信息,从而做出明智的诊断。

重要的是要告诉医生您亲人的情绪、行为或状况发生了哪些变化,以帮助医生了解您亲人的情况,并向医生解释这些重大变化背后——值得关注的真正原因。如果医生告诉您这是衰老的正常现象,也许您需要听听别人的意见,最好是神经科医生。不要接受任何轻视这些变化的意见,也不要让您的担忧被置之不理或草率处理。显然,您深爱的人的这些变化让您来到医生办公室寻求帮助。要坚持不懈地进行诊断，因为准确的诊断将为这个特殊的人和所有相关人员提供最好的服务。请参阅第4章，了解有关阿尔茨海默病诊断的更多信息。

· 有机会了解预期需要解决的问题，如当前的症状、挑战、行为变化以及与疾病进展相关的安全问题；
· 让参与照护计划的人有时间建立自己的支持系统，以帮助他们度过这一艰难的疾病期；
· 能够就疾病发展过程中可能需要的照护水平或类型做出更明智的决定；
· 为讨论预先指示和临终愿望敞开大门，这将确保为老年人提供最佳和最个性化的照护。

当您的亲人坚决拒绝看医生，他们确实有权拒绝。这是一个拥有权利的成年人，您不能强迫他们接受诊断。如果确实发生了这种情况，您可以给您亲人的医生打电话，并留言表示您对您亲人的担忧。根据法律，医生甚至不能承认您的亲人是该诊所的病人。但是您可以把您的担忧告诉医生，随即附上一封信，具体举例说明您为何担忧您的亲人。例如，"爸爸开车时总是迷路，而且总是忘记吃药。"或者，"爸爸找不到合适的词语来表达，他最近很焦虑不安。我们注意到爸爸的变化已经有一年了。他拒绝谈论这个问题，我们很担心他的安全和健康"。现在，医生已经将病情记录在案。您可能需要等待答复，如果您没有得到答复，或者没有迹象表明这个问题正在得到解决，请再写一封信——礼貌但要坚持不懈。

您的不懈支持、坚定信念和诚挚关怀将对您亲人的生活和健康产生积极的影响。当他们的理智和判断力受损，他们需要得到保护，因为他们极易受到诈骗、迷路和遭遇其他潜在危险。

不要气馁——即使您的亲人依然抗拒，要相信您的努力仍然可以带来极大的帮助和影响。如果您不能把他们带到医生办公室，那就想想一个您的亲人愿意倾听的人。寻求这个人的帮助，无论是他值得信赖的家人朋友，还是他们尊敬的权威人士，如信仰团体的领袖，都可以帮助鼓励他们去看医生。例如，如果他们是一名退休消防员，可以寻求消防员同事的帮助。

有些家庭采用"好警察 / 坏警察"的方法。这并不是对警察同志的不敬；相反，这是一种创造性的方法，由两个人合作来实现改变，也就是一个人采取温和、支持的方法，另一个人采取"您必须坚强起来，要这样做"的强硬方法——两种方法都追求同样的结果。这不是强迫或使用武力。而是要坚持不懈，并愿意尝试多种策略，让您的亲人去看医生。

尽管面对这一现实可能会有顾虑，但为患病的亲人寻求准确的诊断可能是提高您亲人和您自己作为照护者生活质量的最佳措施之一。

自我照顾

作为一名照护者，这一切对您来说可能都很陌生。请对自己温和一些——这段旅程可能会让您感到恐惧和不知所措。从某种程度上说，这也可能是一次有益的经历，能拉近您与亲人之间的距离。不过，您正在做出艰难的决定，这可能会给您带来很大的压力。正如早期诊断很重要一样，如果可能的话，从一开始就记住照顾好自己也同样重要。维持身心健康将有助于您更好地应对生命中这一不可预知的篇章。当然，您深爱的人也需要您的健康和陪伴！如果您心力交瘁、精疲力竭、压力重重，就会使充满挑战的情况变得更糟。您是非常特别的，您应该拥有健康的身体。

"同情和宽容不是软弱的表现，而是力量的象征。"

——老子

铭记于心

随着您对所爱之人的关注与日俱增，如果您能从这本书中汲取一条信息，那就请记住这一点：温柔地对待自己，善待自己。生活可能会给您一个意外的惊喜，带您走上一条您从未预料到的道路。在这一切中，庆祝小小的胜利，找到每天欢笑的理由，每天为自己做一件小小的善事。如果您有5～10分钟的独处时间，您会做什么？听音乐、读励志书籍、与伴侣计划一段安静的时光？给您的好朋友发送有趣的表情符号短信？也许您只是想在网上观看几段轻松愉快的视频，或者翻阅最新的时尚杂志，品味一杯咖啡或茶，沉醉在精美的设计风格里。打打篮球、在街区轻快散步、呼吸新鲜空气、怀着感恩之心……这样的活动数不胜数。只要能触动您的心灵，就尽可能多地去做吧！

"如果您的慈悲心里没有包含对自己的慈悲心，那它就是不完整的。"

——杰克·康菲尔德

第二部分
早期和中期

阿尔茨海默病的早期和中期是病程最长的阶段。对大多数人来说，这是第3阶段（轻度认知功能下降）、第4阶段（中度认知功能下降）和第5阶段（中偏重度认知功能下降）的发展阶段。对您来说，这可能意味着您的生活发生了翻天覆地的变化，作为照护者，您将参与更多相关工作，而且感觉未来有些不确定。在本书的这一部分，我们将仔细探讨您在这一时期可以期待的变化。您将更深入地参与亲人的照顾和规划中。此外，我还将分享一些实用技巧，以帮助您应对这段旅程中最有可能遇到的挑战。

第三章

早期记忆丧失

塞缪尔的故事

塞尔玛和塞缪尔结婚40年了。塞缪尔已经退休,但塞尔玛仍在兼职做文员,并计划3年后退休。当塞缪尔被诊断出患有阿尔茨海默病,塞尔玛不得不将自己的工作从全职转为兼职。塞尔玛意识到,塞缪尔不能再一个人整天待在家里而没有人来照看他了。他曾在开车时迷路,驾照也被吊销了。最近,他出去散步,走了大约5小时后,前同事格里终于发现塞缪尔坐在他以前办公室附近的公园长椅上。塞缪尔没有穿外套、戴帽子或眼镜,冒雨走了6.44千米"去上班"。格里在公司找到了塞尔玛,塞尔玛急忙赶来接塞缪尔，焦急万分，很是担心。格里解释说，这是他第二次在公司附近遇到塞缪尔——第一次他们只是简单聊了几句，塞缪尔就找到了回家的路。格里起初并不知道塞缪尔已经不再开车了，他现在明白他朋友的记忆出了问题。塞尔玛还发现塞缪尔没有按时服药，也没有吃午饭。

现在，塞尔玛从全职变成了兼职，塞缪尔每天早上独自在家的时间只有几小时。塞尔玛做早餐，给塞缪尔喂药，然后从上午9点工作到下午1点。这个计划近两年来一直很有效，但随着病情进一步发展到中重度阶段，塞尔玛发现让塞缪尔独自在家不再安全。然而，她在一年内不能退休，否则她的福利将大幅减少。当她减少工作时间，她的退休收入已经减少了14%，她不能再失去更多的福利了。她需要为塞缪尔制订一个新的照护计划，帮助她度过接下来一年，直到她可以退休。

期待什么

　　随着认知能力的衰退，您的亲人在记忆力衰退和思维混乱方面会遇到更多困难，您可能会发现自己的生活充满了意想不到的情况。您的亲人可能会有一种新的羞耻感，也许会否认，因为他们可能不想透露自己的诊断结果，也不想让别人知道他们有一个非常严重的问题正在发生。一种新的、更高层次的照护工作正在展开，在本章中，我们将介绍一些您可能会遇到的最常见的挑战和困难。我想说这是关于对未来的期待，但总结起来，也许说"期待"更合适。随着阿尔茨海默病的发展，每个人的经历都会有所不同。与支持您的人在一起，获取最新、最准确的信息来帮助指导您，会让您受益匪浅。敞开心扉，尽您所能了解这种疾病。预计自己有时会感到失衡或不知所措。在这些时候，重要的是要继续对您的亲人保持耐心和非批判性的态度，当然，也要善待自己。

记忆丧失和混乱

　　在阿尔茨海默病的早期、中期或中度阶段，您亲人的性格和功能会出现更明显的变化。您会发现他们在执行日常任务时会遇到更多困难，例如打电话到药房买药或记下预约时间。他们在遵循一系列指令时可能会遇到更多困难，例如"从冰箱里拿出火鸡肉三明治，倒一杯牛奶，并确保在午餐时服用正确的药物"。一个看似简单的过程可能会变得过于复杂，以至于您的亲人无法完成。对老年人来说，这通常就是年龄越大，驾驶车辆会逐渐变得危险。随着病情的发展，您的亲人多年来"得心应手"的任务和习惯将变得更具挑战性。就像前一个故事中，我们看到的塞缪尔，他无法像以前那样管理自己的药物或为自己准备午餐，您的亲人也可能突然之间无法处理那些他们长期以来得心应手的某些任务。如果您的亲人一直都是自己买菜，那么这个过程对他们来说可能会变得难以承受，因为这涉及复杂的思考和问题的解决。

随着健忘症的加重，您的亲人可能会失去回忆重要信息（如地址或电话号码）的能力，这可能会使他们在迷路时面临危险。迷路和迷失方向对于阿尔茨海默病患者来说非常常见，因此您的亲人可能需要更多的监护来防止他们走失或迷路。他们可能会失去回忆个人和家庭历史的能力，忘记家庭成员的名字也很常见。他们在回忆特殊事件（如婚礼、出生或葬礼）的词语或细节时可能会出现问题——而您知道如果他们没有患阿尔茨海默病，他们是能够记住这些事情的。他们对时间和地点的混淆可能会增加——不知道自己身在何处，也难以确定事件发生的时间和顺序。

情感

在疾病进展的这一阶段，您的亲人会经历许多损失，主要是丧失独立性。鼓励您的亲人在保证安全的前提下尽可能独立。面对失去自由和决策能力的打击是毁灭性的。您的亲人可能会感到不知所措和恐惧，而且可能无法表达这种感觉。这会让他们感到沮丧和不耐烦。他们可能会觉得有必要通过坚持己见、拒绝任何帮助或建议来维护自己的权威。

随着病情的发展，您的亲人会因为大脑的变化而难以控制自己的情绪。阿尔茨海默病会导致患者对一些小问题产生强烈的情绪反应，如哭泣、大喊大叫或拒绝参加活动。情绪反应会让旁观者感到困惑。因为您深爱的人正努力理解他们周围的世界，所以您可能希望了解如何识别或理解这些情绪反应背后的诱因。您可以通过保持冷静、不对他们的行为进行评判或批评来提供安慰。您温柔的支持和爱可以大大缓解他们的这些压力。

抑郁和冷漠

随着阿尔茨海默病对您亲人的持续影响，他们可能会对曾经喜欢的活动失去兴趣或变得冷漠。这是非常普遍的现象，因为记忆和思维的障碍会使他们难以充分参与熟悉和愉快的活动。冷漠也可能看起来像抑郁症，而抑郁症在这一疾病阶段也非常常见。

冷漠，作为一种退缩状态，对于阿尔茨海默病患者来说，往往是由于对自己的能力缺乏信心所导致。在外人看来，这就像是对爱好和活动失去了动力和兴趣，尤其是那些需要计划和排序的任务。任务越复杂，您深爱的人就越不可能驾驭这种爱好或活动。哪怕他们在成年后就一直实践这项活动，冷漠也会导致他们对此缺乏兴趣，这通常表现为对那些令人愉悦的爱好或活动失去了兴致。如果您的亲人态度冷漠，他们可能会对各种情感、情况甚至周围的人表现出漠不关心或疏远的反应。

阿尔茨海默病导致的孤独和冷漠可能会引发抑郁症。事实上，大约 40% 的阿尔茨海默病患者会患上抑郁症。可想而知，这确实会对您的亲人造成负面影响。好消息是，在医生的帮助下，您的亲人可以成功地治疗抑郁症。注意并不要忽视可能出现的症状——抑郁症是一种常见的并发症，如果治疗不当，会大大降低您亲人的生活质量。

有些抑郁症状与冷漠症状相似。这些症状包括：

· 社会隔离。
· 对愉快的活动失去兴趣。

然而，可能指向抑郁症的其他症状还包括：

· 食欲变化。

· 睡眠中断。

· 易怒。

· 疲劳或失去活力。

· 绝望、失落、悲伤或过度内疚的感觉。

· 自杀和死亡的念头。

尽管这种情况罕见，但如果您的亲人谈到自杀或结束一切——比如"何必活着呢"或"我为什么要在乎自己的生命呢"——请认真对待这些言论，并立刻打电话给医生！询问您深爱的人是否计划结束生命，并尽量不要在此刻惊慌失措。请记住，您深爱的人大脑的变化会导致他们的思维以及对思想和情绪的处理发生紊乱。给他们一些食物或一杯咖啡，或让他们出门坐车，从而重新引导他们，这可能会打消他们的消极想法。不过，还是要给医生打电话，并陪伴在您的亲人身边，直到您确信他们会安全，不会伤害自己。

抑郁症是可以通过与医生合作进行药物治疗的。同时，帮助您的亲人参加适合其能力的愉快而有意义的活动，将为您的亲人带来希望和满足感，减少抑郁情绪。同样重要的是，您的亲人应该与那些值得信赖、充满关爱和不带偏见地给予支持的人保持联系。

社会化

也许您已经注意到，您的亲人一直在孤立自己，不参加活动或不想出席社交场合。当他们被要求参加活动或离开家时，他们可能会变得情绪低落或易怒。社交退缩对处于阿尔茨海默病早期阶段的人来说很常见，因为他们在家庭以外或陌生环境中活动的困难会增加。社交活动也揭示了您的亲人因疾病而产生的缺陷。想一想如何帮助您的亲人与能够理解发生了什么的朋友进行交流。

也许他们可以带您的亲人外出；如果计划需要调整或改变，善解人意的朋友们会采取灵活的态度。当地可能会有机会让您的亲人参加专门为失忆者举办的郊游活动。当地的成人日间活动等愉快而有意义的活动也可以让您的亲人参加。

睡眠变化

几乎每一位阿尔茨海默病患者的睡眠模式都会在某些时候发生变化。他们可能会开始白天睡得多，晚上大部分时间不睡觉。阿尔茨海默病会扰乱睡眠周期，导致您的亲人晚上难以入睡。这可能会让照护者疲惫不堪。但是，通过观察和记录您亲人睡眠模式的任何变化，您可以向医生提供重要信息，帮助调节睡眠，防止出现其他相关问题，如夜间走失。

如果出现睡眠障碍，请致电医生寻求帮助，获得解决这一问题的建议。药物以及让您的亲人在白天保持参与活动和忙碌的策略都会对他们的病情有所帮助。他们可以去老年活动中心吃午饭，或者参加成人日间活动。当您的亲人白天安排了繁忙的活动，这将有助于他们晚上睡得更好。请务必在笔记本上记录睡眠问题开始的时间、这些问题发生的频率以及您的亲人晚上在做什么。这样，当您打电话给医生或参加下一次预约时，就能为医生提供准确的信息。

人格变化

随着病情的发展，您可能会发现亲人的性格和行为发生了显著变化。其中出现的一些行为会让照护者和家人感到非常不安。患有阿尔茨海默病的老年人甚至会怀疑您和周围的人，他们可能会毫无根据地指责别人偷窃或隐藏他们的东西。他们可能会开始囤积食物、餐巾纸、纸巾（干净的或用过的）等本应丢弃的物品。疾病的发展会导致您深爱的人的性格发生这些变化，因此请试着理解这种疾病正在摧毁他们的大脑，而您深爱的人只是在努力适应。讽刺的是，有些人以前可能并不受欢迎或不与人为善，但这种疾病会导致他们的大脑发生变化，从而使他们的性格变得令人讨喜。而另一些人可能一辈子都很和蔼可亲，但现在却变得尖酸刻薄、举止粗鲁。阿尔茨海默病会导致性格的改变，有时变坏，有时变好。请记住，这是在患者无法控制的情况下发生的改变，因此，您应继续以支持和不评价的态度与他们互动。

囤积行为

阿尔茨海默病协会认为，一个人囤积、翻找和藏匿物品的倾向通常是因为记忆力减退、精神错乱、迷失方向和判断力受损。

囤积行为更有可能发生在疾病中期的早期阶段，这可能与老年人感觉自己正在失去对生活的控制有关。这些行为可能是试图通过安全感来恢复平衡。随着病情的不断加剧，患者的囤积行为可能会愈发严重，因为他们渐渐不再认识自己的家人、照护者或所处环境，这一变化驱使他们不断去寻找那些在想象中被窃取或隐藏的物品。

当您的亲人出现囤积物品等怪异行为，这是一个不容忽视的信号，警示您该寻求医生帮助了。保护您亲人的安全是第一要务，但帮助他们获得安全感也同样重要。

驾驶

当您的亲人不再具备驾驶能力，拿走钥匙并将这一决定告知您的亲人是您照护者之旅中最糟糕的两项任务。事实上，如果您是老人唯一信任的人，您可能并不想成为那个告诉他们事实的人。许多医生和医疗服务提供者都愿意告诉老年人何时开车不再安全，这些权威的意见往往会得到老年人的认可。想想有哪些人可以代替您成为"坏人"，也许您深爱的人的信仰团体或家庭朋友中的成员或领导会愿意站出来。另一个选择是在您所在地区寻找提供驾驶评估的组织。提供康复服务的医院有时会提供这些评估。您所在县的老龄化办公室和您的医生都会有这方面的信息。驾驶能力的评估通常可以由保险支付，但一般需要医生的转介。把这项工作交给第三方处理是最佳方案，这样照护者就不会因为老年人无法再驾驶汽车而受责备。

另一个办法是断开电池连接，使车辆瘫痪，并宣布汽车抛锚需要修理。然后，将车辆移走，不要更换。如果您的亲人有能力修理汽车或驾驶其他车辆，请联系医生并向他们寻求帮助。家人还可以向所在州的机动车辆管理部门报告，要求吊销其亲人的驾照。一般来说，程序是这样的：首先通知老年人，然后对其进行驾驶评估，要求提供医疗记录，并安排听证会来处理这种情况。

保证您深爱的人的安全是首要任务，同时也要保证其他人的安全，使他们免受本不该再上路的驾驶员的伤害。困难的对话和艰难的决定是照护者角色的一部分，这是大多数人无法想象或无法预料的。这些可能是您作为照护者所面临的压力最大的时刻。当您背负着这些重担，要多花些时间关心自己，为自己做一些有益的事情。重要的是，您要记住，您在做一件光荣的事，哪怕此刻感觉并不那么好。

请记住，对于阿尔茨海默病患者来说，钥匙被拿走是一件非常常见的事情。最终，每一位阿尔茨海默病患者都会丧失驾驶能力——这是一种渐进性神经系统疾病，会影响日常生活的方方面面。

安全

说到安全，首先要考虑什么是危险，然后谨慎应战！如果您爱的人坚持要在早上煮咖啡，但总是忘了关咖啡壶，那么就把咖啡壶换成带有自动关机功能的。这样，您就不必再为咖啡壶没关而争吵或担心了。如果他们坚持穿不合适的衣服，只要他们穿的衣服适合天气，就让他们这样穿着吧。夏天穿厚重的大衣会危害他们的健康，那就为他们提供一件轻便的外套，脱掉厚重的衣服。在天气转凉之前，把冬季衣服收起，确保衣橱里放置的是应季的服装。

当安全受到威胁，您的亲人可能受到伤害，这才是应战的时候。"对不起，亲爱的，您的安全必须放在第一位。"是的，您的亲人会对您非常不满。作为照护者，这可能会很困难。您要做出困难和不受欢迎的决定来保护您的亲人，但这总是正确的。熬过这段时间的秘诀是鼓励您的亲人为自己作出不会让他们面临伤害的决定。您甚至可以通过询问他们的意见或征求他们对特定事情的建议来增强他们的能力感。即使您没有采纳他们的建议，您也会让他们觉得自己的想法受到了重视。

如果您是一个完美主义者，那么为了尊重您深爱的人的尊严，您可能不得不让一些事情变得不完美，这就意味着您要在选择战斗的过程中进行平衡。如果您能处理好这些问题，您就可以更进一步，用问题来指引方向。如果因为现在是七月，您果断地把妈妈的外套拿走了，那么问问她对您着装的看法，或者问她是否愿意和您一起走过这个街区或那个街区。勇敢应战，并在可能的情况下让您深爱的人参与决策，这会对您深爱的人的生活质量产生积极的影响。

深入了解阿尔茨海默病

对于老年人来说，经历阿尔茨海默病的中度阶段可能会让他们感到恐惧、迷茫和尴尬——感觉自己的世界已经永远改变了。不幸的是，确实如此。老年人的大脑实际上正在缩小。随着大脑的萎缩，神经元之间的连接受到破坏，大脑无法再发挥正常的功能。他们毕生的思考、处理和记忆能力被打断，无法完成思考。在医学上，他们甚至可能无法识别口渴、饥饿或发热的感觉。花点时间想象一下您自己站在他们的立场上——您不知道去哪里找鞋，或者您穿上了一只不合脚的鞋。曾经，您钟爱坐在门廊上看书或杂志，享受放松的时刻，如今您却不愿出门了，因为您无法回忆起从前坐在门廊上度过的欢乐时光。这时，作为照护者的您就可以给予安慰和支持，邀请您的亲人一起坐在门廊上吧，微笑吧，因为您知道这会让您爱的人开心。

说什么

在疾病的中期或中度阶段，沟通对您的亲人来说很可能变得更具挑战性。失去说完整句子或表达需求的能力自然会让老年人感到沮丧和焦躁。在这种情况下，保持对话和交流的清晰、简洁和直接会有所帮助。与此同时，需要特别留意的是，与老年人交流时，应避免将他们视作孩童。以下是一些表述得当的好例子：

"妈妈，来杯水怎么样？我渴了，我们一起喝吧。"

"爸爸，我喜欢您的袜子，但它们不太搭。您抽屉里一定还有一双一样的。"（笑一笑，因为您刚开了一个玩笑，袜子不配对也没关系）

"爸，琼斯医生说您现在开车不安全。这是医生的专业建议，不是我的。很抱歉，这让您感到不舒服。下次就诊时，我们再问问琼斯医生吧。"（把车移出车道或停用）"爸爸，车又坏了，我们会尽快去检查一下。"

"妈，吃午饭了，今天吃三明治，听起来不错。我喜欢烤奶酪，您喜欢吗？"

"妈，我刚做了烤奶酪，吃不完。您想来分享一半吗？"

即使病情恶化，但是阿尔茨海默病患者也能感知到有人把他们当孩子一样，以一种命令式的语气与他们交流。这时，您可以试着用平和的声音说话，语速也可以比平时稍慢一些。语速过快或一次给他们提供过多信息会让您的亲人感到不知所措和焦虑，甚至会因沟通压力而引发困难行为。以下是一些良好沟通的建议：

· 在安静的环境中与亲人交谈，尽量减少干扰。有可能的话，就把电视和收音机的音量调低。
· 问"是"或"否"的问题，并用手势和非语言暗示帮助您的亲人理解对他们提出的要求。

· 保持眼神交流，以表明您在倾听并对他们所说的话感兴趣。

· 弯下腰或拿把椅子坐下来，与亲人平视交流，而不是俯身或低头说话，这会让亲人觉得您盛气凌人或颐指气使。

· 在您提出问题后，给对方时间做出回答。要有耐心并给予安慰；尽量不要太快为您的亲人找到合适的词语，给他们一个机会用他们的话来回答您的问题。

· 当您的亲人努力与您沟通时，要克制与他们争吵或批评他们的冲动。当您的耐心已经到了极限，当您深爱的人很难相处或顽固不化，大喊大叫、争吵或试图让他们配合您只会加剧矛盾。面对您深爱的人，要保持温柔、平静，学会在适当的时候离开，深呼吸。

做什么

很显然，作为一名照护者并不是一件容易的事，希望你们都能坚持下去。给自己一个拥抱吧，这是您应得的。现在，是时候考虑如何让您和您的亲人在这段旅程中轻松一些。

营造一个安全舒适的环境是关键。首先，你们要简化物理环境。除非出于安全等绝对必要的原因，否则尽量不要移动家具。这将有助于让您的亲人保持空间的方向感，减少绊倒的危险。

　　您还可以简化自己的情绪环境。尽量让一天的生活有规律或有条理。提供一定程度的可预测性有助于让您的亲人感到安全。即使他们在记忆和思维方面有问题，例行公事对照护者来说也是有帮助的，对老年人来说也是必不可少的。

　　如果您的亲人有在衣柜里囤积或藏匿食物的行为，作为看护者，您知道必须把食物拿出来，以免老鼠或虫害入侵房子或公寓。这可能需要一点技巧。您可以在亲人外出的时候清理食物，但他们可能会重新开始囤积食物。他们也可能将食物转移至其他地方，所以要时刻警惕，留意疾病的蛛丝马迹。您可以将在不应该存放食物的地方发现的食物替换为已洗净的空食物盒子，这样就可以预防虫害。考虑到您亲人的认知功能水平，采取这种具有创造性的措施可能是保障他们安全、健康和幸福的必要方式。直接解释您为什么要移走食物可能只会让事态升级；相反，最好的办法可能是通过巧妙地解决问题默默确保他们的安全。

　　列出清单，让每个人的生活都井井有条。您可以把这些清单放在您的亲人可以看到的地方。例如，在门把手上方挂一个牌子，上面写着：

　　·拿钥匙；

　　·关上身后的门。

电话旁的纸条可能会写：

· 乔恩（或我）的号码是 ×××××××× ；
· 我五点回家。

冰箱上的字条可以这样写：

· 午餐三明治放在冰箱里；
· 茶杯就放在水槽旁边。

您还可以尽量让东西变得更容易找到，比如总是把电视遥控器放在茶几上的置物篮里。可预见性有助于形成有效的流程。

在日常生活中，您可以让您的亲人感觉到他们的意见受到了重视。一些安全的活动包括让他们自己挑选衣服、决定吃什么、选择参加什么活动（所有这些都要在您的监督下进行）。避免选择机会过多，否则您的亲人可能会不知所措。相反，为您的亲人准备两套衣服，让他们自己选择穿哪一套。早餐时，让他们挑选想吃的麦片或吐司。当您的亲人对自己的世界逐渐失去控制，鼓励他们作出决定并拥有一定的控制感，是让他们感到被尊重和保有尊严的有效方法。此外，作为照护者，给他们少量的选择可以帮助您尽量减少分心，避免因为没有选择或选择太多而发生争执。一个可预测的、平和的结果会让每个人都有安全感。最后，要有耐心。他们做事情可能需要更长的时间。当您和他们有计划或有约会时，要考虑到他们需要额外的时间来准备。

请教医生什么

随着情况的不断变化，无论您的亲人表现如何不同、难以入睡还是遇到其他问题，医生都会成为您宝贵的资源。为就诊做准备是很有必要的，事先在笔记本上写下问题或疑虑。标出任何不寻常或新行为的日期和时间。列出您亲人目前正在服用的所有药物、补充剂和维生素，包括剂量。以下是一些可以向医生咨询的好问题：

· 可能会出现什么行为变化？

· 在当前阶段，是否可以治疗抑郁或焦虑？他们会进行相关检测吗？

· 他们能参加临床试验吗？如果我的亲人符合条件，

我们有兴趣参与研究（许多神经科医生和医院都会提供研究机会，并且经常招募临床试验参与者。如果您的医生与任何研究或类似项目没有联系，请询问您所在地区是否有其他参与机会）。

· 是否可能存在有益的试验性药物？

· 我们还能做些什么来延缓疾病的发展？

· 如果我的亲人不能再开车了，该怎么办；你们会帮助我们告诉他们吗？

· 我的亲人是否需要任何最新的实验室检查或医学影像检查，如核磁共振成像（MRI）？（如果还没完成任何医学影像检查，那么这个问题很重要）

· 您能否提供《家庭医疗休假法》（*Family and Medical Leave Act*，FMLA）文件？我有兴趣申请，这样我就可以在家帮助我的亲人。

与您的亲人一起为就诊做准备，将最大限度地提高您与医生相处的质量。优先跟踪您的亲人正在经历的变化，您将获得准确的信息和有益的反馈。

自我照顾

随着病情的发展，您可能需要改变自己的生活方式，以适应您和您亲人不断变化的世界。无论这意味着什么，您都希望尽可能保持生活平衡。对于某些人来说，现在可能是时候考虑减少那些消耗大量时间和精力的额外奉献和义务了。您现在的生活状况已经发生变化。这可能是一件很难接受的事情，但为了保持精力充沛，避免倦怠，您可能需要分清轻重缓急，从活动清单中减少一些活动，这样您就有更多的时间去做生活中最重要的事情。相反，对于其他人来说，保持额外的奉献可能是必要的，因为这能带来满足感和压力缓解。这里的区别在于，您可能需要优先考虑那些能让您的精神焕发活力，给您带来快乐、满足和陪伴的活动。如果您是读书俱乐部的一员，参与活动可能会让您感到超负荷，而其他人可能需要这种社交联系来保持良好状态。如果您自愿花时间帮助他人，也许是时候暂时退出了——毕竟，您在个人生活中也在帮助他人！或者，您也可能因此收获颇多，并希望留下来。您的平衡感将决定什么最适合您。

随着病情的发展，对照护者的要求也会越来越高。如果您感到精疲力竭、心力交瘁，这就会导致不必要的危机。因此，请照顾好自己。即使是生活中最简单的事情也可能是最有意义的。以下是一些想法：

· 小睡片刻。

· 抱抱宠物。

· 看最喜欢的电影。

· 找点笑料。

· 散步。

· 给老朋友打电话或写信。

· 锻炼身体。

· 喝杯凉茶。

· 在日记本上记下想法。

· 全天保持活跃，经常站立和伸展。

　　自我照顾是优先事项，对您和您的亲人都有好处。任何能让您感到振奋的活动，都值得去做！

铭记于心

您是了不起的，尽管有些时候您可能并不这么认为！在这些日子里，为自己做点好事吧。最小的善举，哪怕是对自己的善举，都会对人的精神产生巨大的影响。您对爱人的善意，也必须是对自己的善意。

"始终对当下说'好'……臣服于每一刻……对生命说'好'——
看看生命是如何突然开始为您效劳,而不是处处与您作对。"

——埃克哈特·托尔

第四章

阿尔茨海默病诊断结果

杰克逊的故事

杰克逊是一名退休汽车教练，他总是忙忙碌碌，坐不住也无法放慢脚步。他在自家院子里砍柴、劈柴、除草、耙地，整天忙不停。他的女儿胡安妮塔意识到，在过去的几年里，她的父亲一直难以料理家务，而且他的记忆力也出现了一些问题。最近，杰克逊在使用电锯时不慎受伤。他需要缝100多针，愈合时间比预期的要长。在与他的医生交谈时，胡安妮塔问这次事故是否可能是杰克逊的记忆问题造成的。医生安慰胡安妮塔说，这只是一次意外，但杰克逊以后不应该再砍木头了。胡安妮塔内心深处认为，如果他不用木柴取暖或使用电锯，这次事故是可以避免的。她还知

道，杰克逊有时很固执，一旦他下定决心，就很少会
改变。

期待什么

对于照护者来说，诊断和意识到这一点的时候可能会很紧
张和具有挑战性，但为了让您了解即将发生的事情，这是非常
必要的。您的亲人可能已经被诊断为患有阿尔茨海默病一段时
间，也可能是最近才被诊断出来。如果这是您第一次面对阿尔
茨海默病的现实，您将开始学习适应不断变化的新常态。出现
的问题可能包括沟通障碍，您的亲人越来越无法掩饰自己的困
惑，以及通常需要就退休和新的消磨时间方式作出决定。我们
将进一步讨论生活可能发生的变化，以及您对亲人的期望。我
们还将探讨在这些转变过程中，您可以做些什么来帮助您的亲
人接受这一严重的诊断。

轻度—中度认知障碍

老年人出现记忆和思维问题的时候，往往是从轻度认知障

碍（Mild Cognitive Impairment，MCI）开始。随着病情的发展，您的亲人会越来越难以完成任务，越来越频繁地出现意识模糊和失忆。从较轻度认知障碍过渡到轻度认知障碍，对老年人和照护者来说都是新的挑战。一般来说，这时家人和照护者才会真正注意到亲人的变化，因为老年人越来越难以掩饰自己的记忆力减退和混乱。曾经可以应对的复杂任务会变得难以承受，而判断力的减弱可能会导致您的亲人做出错误的决定。您可能会注意到他们的视觉感知能力变差或驾驶技能下降。

如果您的亲人还在工作，他们的工作可能会变得很困难，甚至可能面临失业的风险。通常情况下，无论是否出于自愿本意，人们会在这个时候作出退休的决定。如果您的亲人还在工作，那么在情况变得更糟之前，就退出职场进行一次谈话可能是明智之举。老年人可能会对自己能力的减退感到恐惧或尴尬。作为照护者，在他们做出离职的艰难决定时给予支持，是保护他们名誉和尊严的最好礼物。反之，这也可能引发您的亲人自暴自弃，拒绝退休。这种蔑视可能是由于疾病的发展造成的，因为老年人无法理解到底发生了什么。固执和拒绝放弃对他们来说很重要的东西可能是疾病的一部分，也可能只是他们天生的性格。重要的是，要区分哪些是疾病进展造成的，哪些是正常的个性特征，而这些个性特征会因亲人管理情绪的能力发生变化而加剧。

另一个可能影响他们退休决定的因素是，您亲人的身份可能与他们在劳动关系中的角色密切相关。也许他们是护士、教师、秘书、水管工、消防员、厨师、机械师等。一想到自己不再是这样的人，老年人就会感到悲伤，甚至恐惧。由于疾病的发展，您作为照护者的部分职责可能是在您的亲人面临日益深刻的身份危机时为他们提供支持。失去职业所带来的转变可能会给您的亲人带来毁灭性的打击，引发他们对未来所有事情的悲伤和遗憾。当这种情况再也无法避免或被忽视，这对照护者来说几乎同样具有毁灭性。

深入了解阿尔茨海默病

这一阶段是从疾病的轻度阶段过渡到接近中度阶段的关键时期。老年人可能会感到羞愧和尴尬，因为他们无法再独立完成日常生活中一些最重要的活动。他们的大脑在某些方面无法正常运作，但是他们可能会觉得自己仍然能够做许多过去可以轻而易举完成的事情。

对于杰克逊来说，砍柴的任务可能会因为他无法考虑到某些细节而变得复杂。他可能没有意识到链条需要打磨，汽油可能需要与机油混合才能确保发动机的正常运作。杰克逊可能不再明白，他在砍木头时需要戴上耳朵和眼睛保护装置。他周围的人都很清楚，杰克逊不能再砍柴了，因此他的女儿可能需要一个计划来帮助杰克逊过渡到做其他对他来说安全和可控的工作。杰克逊可能会感到沮丧和愤怒，不理解女儿为什么要让他停止砍柴。作为照护者，这时您可能会听到 100 次"我很好"，但您知道实际上他们并不好！

说什么

随着病情从轻度发展到轻中度阶段，老年人可能很难适应角色的变化，也很难理解自己需要额外的支持。这些过渡时期可能会给每个人带来很大的压力，但您可以通过体贴入微的方式来帮助他们。例如，在提到您的亲人退休时，重要的是要承认他们的成功，并认识到这对他们来说是一个非常困难的时期。

当然，您可以对他们的处境感同身受——他们的人生激情可能即将结束！您要温和地对待他们。您甚至可以帮助您的亲人自己作出决定。您可能需要创造性地说："您工作了一辈子，现在是时候休息一下，放松一下，开启生活的新篇章了。您觉得有什么事是您想花更多时间去做的吗？"

如果您发现最好用的是直接的方法，您可以进一步指出，通过退休，他们可以避免任何损害、名誉受损和被解雇的风险。可以这样说："爸，您已经辛勤工作了这么多年，并且赢得了良好的声誉。现在，是时候按照您自己的条件，而不是受外界影响，选择退休。""妈，我们都很担心您——您在下班回家的路上迷路了。我们能帮上什么忙？我们想保证您的安全。"作为照护者，您当然希望保护您的亲人，使他们避免可能会让他们感到尴尬或痛苦的情况。但是，当您遭到他们的反对，在您继续为他们的安全和福祉奔走的同时，暂时妥协可能是必要的。

对杰克逊来说，要在伐木问题上达成妥协，可能需要为他家寻找一种全新的供暖方式。如果他不同意，胡安妮塔可以建议选择搬家。她这是在虚张声势——大多数人都想留在自己的家里，为了留在家里，他们往往会同意妥协。

对照护者而言，寻找合适的话语可能是这项工作最令人紧张的一部分。如果是父母，你们的角色就从被照护者变成了照护者，这种角色变化可能会让人尴尬。但这就是新的现实。从现在起，你们将不时地进入需要进行艰难对话的领域。在这个阶段，您深爱的人仍然保持着他们的个性和喜好，您也很可能知道他们喜欢的交流方式。随着病情的发展，沟通需求也会发生变化，您将不断摸索如何驾驭这段复杂的旅程。为此，我将为您提供一些实用的提示和建议，供您在今后曲折的旅程中参考。

做什么

在这一过渡时期，该做什么可能很清楚、很明显，但您也可能不知道从哪里入手。这很正常！最有可能的是，这对您来说是一个新的角色，问题和需求也在不断变化。正如每个老年人经历的疾病进展不同一样，每个照护者经历的旅程也不尽相同。

您可能凭直觉知道需要做什么，但在考虑到亲人的意见和权利的情况下，您如何做到这一点？在知道该做什么和执行时，应该考虑到最大限度地维护他们的尊严、资源和独立性，而且所有这些都必须在安全的情况下进行。是的，这很复杂。但您不需要孤军奋战。

寻求家庭成员的帮助，他们善于解决问题并会支持您。互助小组也是一个很好的资源，您可以从其他照护者那里了解他们在类似情况下的做法。最后，不要忘记向您亲人的医生寻求帮助。他们是值得信赖的、经验丰富的盟友，当您的责任增加，您可以向他们求助。

获取福利

有多种项目允许家庭成员在照顾亲人时获得报酬。这些项目的具体内容及申请资格标准因州而异。建议您先联系所在县和州的老龄化或老年人服务办公室，咨询了解您所在地区的消费者指导或自我指导计划。在联邦层面，《家庭医疗休假法》规定，员工可以请假照顾重病的配偶、子女或父母，确保工作岗位得到保护。相关网站链接，请参见资源（第 207 页）。

寻找合适的医生

如果需要寻找合适的医生诊断和治疗阿尔茨海默病，您不妨从您亲人的初级保健医生开始。许多初级保健医生在评估和诊断阿尔茨海默病方面做得非常出色。

据阿尔茨海默病协会估计，经验丰富的医生在诊断阿尔茨海默病方面的准确率高达 90% 以上。为了跟进记忆力减退或思维问题等具体症状，您需要找到一位您和亲人都感到满意的医生。大多数人最初都会联系自己的初级保健医生或内科医生，咨询有关记忆力减退和思维障碍的问题，这些初级保健医生往往是整个诊断过程的关键角色。如果初级保健医生没有对您的亲人进行记忆力减退评估，或者对您的担忧不屑一顾，或者如果您亲人的症状变得难以控制，那么您最好去看神经科医生。

神经科医生专门研究大脑和神经系统疾病。许多神经科医生都能作出准确的诊断，他们还能在整个疾病发展过程中提供药物管理方面的支持，并处理患者的不良行为和其他症状。

老年病学专家专门从事老年人照护工作。这些专家可以根据他们与老年人打交道的经验，对阿尔茨海默病作出准确诊断。

想要获得准确的诊断和持续的支持，找到合适的医生至关重要。理想的情况是，寻找一位能让您和亲人在提问时感到被重视和安心的医生——这种合作关系将使沟通渠道畅通，幸运的话，这位专业人士有可能会成为整个病程照护团队中不可或缺的一员。

如果您的问题没有得到满意的答复，请不要放弃。多次致电现任医生，请求对方帮忙解决您的问题。不要害怕被医生拒绝——您的亲人需要的是准确的诊断。如果是癌症、心脏病或与肠道有关的疾病，您绝对会得到诊断，可能还会获得相应的预后。阿尔茨海默病作为一种医学疾病，适当的治疗和支持有助于控制症状和并发症，随着病情的发展患者可以从中受益。如果您不满意，不妨寻求第二意见！每个照护者和患者都需要准确的信息；这就是为什么与愿意倾听您意见的医生或拥有愿意倾听您意见的员工的医生合作是如此重要。您要坚持不懈、勇敢地寻求支援，建立一个团队，这个团队的成员可以提供帮助，并会在您打电话时倾听您的诉求。照护者支持和教育小组也可以提供鼓励，并在需要解决困难问题时展现其力量。

未雨绸缪

当您在了解阿尔茨海默病的阶段和症状、寻找合适的医生、追踪诊断结果以及开始照护旅程时，还有一些更重要的细节最好尽早处理。由于老年人的智力和思维能力有下降的危险，现在就应该开始讨论如何规划未来。在疾病的早期阶段，老年人仍然有能力对自己的未来做出决定。

在人生的下一个篇章中，他们将如何生活，在哪里生活，这些都是他们需要考虑的问题。此外，他们可能希望指定人选来帮助作出有关健康照护、法律和财务事项的决定。签署生前预嘱、确定委托书和健康照护代理（health care proxy，HCP）是在早期阶段就应该完成的重要任务。生前预嘱提供了有关您的亲人所希望的照护类型的信息，并记录了当您的亲人缺乏行为能力或不再能够为自己说话时所允许的照护类型。健康照护代理是由老年人指定的人，在老年人无法表达时可以作出医疗决定。

请教医生什么

正如我将继续强调的那样，您去看医生的时候，要拿起您的笔记本，记下所有精彩、详细的笔记。您能做的最好的事情之一就是事先写下您的观察结果、问题和担忧，为就诊做好准备。这听起来很简单，但对于让您的亲人得到准确的诊断以及他们应得的治疗和照护却是至关重要的。无论如何，请不要让您的亲人独自前往医疗机构。医生需要听取您的意见，因为您将会为作出准确诊断提供至关重要的信息。您也要在场，确保每一件事都解释得清清楚楚、毫无隐瞒，并确保完全理解医生的反馈意见。

您可以参考笔记并进行解释：

· 怎么了？
· 什么时候开始的？
· 已经持续多久了？

您可能想问以下问题：

- 会对我亲人的记忆力进行评估或测试吗?
- 他们会做哪些检查,检查内容是什么,这些检查会在以后的就诊中进行吗?(这将有助于跟踪随时间推移发生的变化)

在早期阶段,您的亲人可以非常积极地作出医疗决定。随着病情的发展,保健医生将负责确保您亲人的愿望得以实现。保健医生必须随时可以代表您的亲人发言。他们必须参与亲人进行的规划讨论,以便亲人了解他们的愿望和选择。健康照护代理可以是主要照护者,也可以不是;决定权在您的亲人手中。

授权委托书(power of attorney, POA)是另一个非常重要的角色,它授权指定人员代表您的亲人作出财务决定。

- 预约需要多长时间?
- 我们何时才能知道结果?
- 医生是否需要其他文件,比如其他医生最近的化验结果?

就诊时，您一定要携带一份现有药物清单，包括非处方药、维生素和补充剂及其剂量。

如果您的亲人曾接受过医学影像检查，您需要携带一份电子数据或硬拷贝，或确保医生提前拿到影像资料。初级保健医生、神经科医生或其他经授权的医疗保健专业人员可能会要求查看医学影像检查结果。这些检查包括核磁共振成像或CT扫描，它们是大脑的图片和图像，可用于帮助诊断阿尔茨海默病。

与医生交谈的时候，还有一个因素需要考虑：当您列举出您亲人记忆和思维能力的缺陷和问题，这可能会让所有人都感到不安。打印或书写一份清单交给护士是一种体现尊重和谨慎的做法，有助于避免情绪化而作出的冲动反应。您甚至可以要求与护士或其他合适的工作人员进行私下交谈，表达您的担忧。

最好在律师的帮助下完成。不是每个人都请得起律师，如果费用过高，那么在大多数州，这些文件可以由亲人和指定的人共同完成。文件需要经过授权公证人的公证。大多数银行和政府机构都有公证员。

选择谁作为授权委托书代理人要非常慎重。法律上，此人可以使用您亲人名下的任何资金和资源。因此，此人必须诚实、有道德。确保表格填写正确也很重要；否则，授权委托书可能会失效。随着病情的发展，授权委托书允许指定的人支付账单并将钱用于照顾亲人。一份值得信赖的授权委托书可以通过管理亲人生活中的财务问题来帮助减轻一些照护负担。制订这些计划可能会给照护者带来很大压力！不同的观点和个人目标可能会在家庭中造成混乱，尤其是在开始这些对话和谈论敏感问题时。妥善处理这些事务可能并非易事，但至关重要。可能需要多次尝试才能在这些问题上取得进展并达成共识，完成相关文件也需要时间。面对疾病带来的现实，对每个人来说都是一段极其艰难的时期。聘请律师和咨询您亲人的医生可能会有所帮助，他们可以提供值得信赖的指导，而且他们的存在可能会减少家庭冲突的发生。

照护：未雨绸缪

在理想的世界里，未来的计划已经就绪，医疗保健的愿望会得到充分理解，一个值得信赖的人会被指定为授权委托书代理人，每个人都会达成一致，您爱的人也会完全同意这一切。这是一个美好的设想，但很可能并不现实。在未来的旅程中，会有曲折、意料之外的延误和计划之外的弯路。因此，请在早期阶段花一些时间了解您可能需要的可用服务和资源。现在正是寻找信息的时候，以便在需要时做好准备。

以下是您可能想了解的几个常见主题：

· 如果您的长辈是退伍军人，他们的服役应受到尊重和赞赏！现在就抽出时间了解与他们的服役相关的福利。并非所有退伍军人都有资格获得支持服务，不过很多人有资格。随着他们健康状况的变化和疾病的发展，可能会有额外的支持服务来满足他们不断变化的需求。

· 了解一些服务机构，如免费法律诊所、提供家庭照护的医疗机构以及为亲人提供陪伴的志愿者外展计划。还有一些计划可以支付家庭成员提供照护服务的费用。这些计划因州而异，并设有资格标准。

· 尽您所能了解您亲人的保险、是否有任何福利或支持服务，以及获得服务可能需要的相关资格要求。给他们的医疗保险公司打电话并与工作人员交谈，可能比从厚厚的保险文件包中收集信息要容易得多。

· 探索各种组织。您所在的县或州老龄化办公室是否有相关计划？如果您需要帮助寻找适应性设备，如助行器或淋浴椅，谁能提供这些设备？您能否通过阿尔茨海默病协会或老龄化办公室找到免费的老年照护经理或照护导航员？在互联网上搜索"附近的阿尔茨海默病老年人服务"，看看有哪些服务出现。或者搜索"附近的照护支持服务"。这些通用的搜索条件将帮助您了解您所在地区有哪些服务。不要害怕打电话和提问。即使您没有立即找到正确的信息或人员，您最终也会找到正确的方向。

- 提出问题，并与您亲人的所有医疗团队成员合作。询问护士、社工和医生是否可以指导您寻求支持服务。如果医生建议您的亲人多参加社交活动，请询问他们如何实现这一目标。当有人给建议，要养成提问的习惯。希望您已经对笔记本爱不释手了，当有人提出建议的时候，把他们的建议写在您的笔记本上。

- 弄清医疗保险和医疗补助之间的区别，了解谁提供哪些服务。大多数照护者都是在需要服务时才匆忙了解相关服务——要么是在危机的紧要关头，要么是在危机过后不久。为什么不在开始时就了解这一切呢？了解这些保险提供商之间的区别会很有帮助。医疗保险不支付长期照护费用，但可以支付短期康复服务费用。医疗补助计划将提供更多的照护，是为收入较低的人提供的保险。医疗保险和医疗补助以及其他保险有许多细微差别。许多社区都会举办研讨会，帮助人们了解这些服务的来龙去脉。许多老龄化办公室都配有保险专家，为公众解答相关问题。

- 了解哪些人此时可能根本帮不上忙。由于年龄限制，有些服务提供者不为老年人服务。可能有只为视障人士服务的成人日间计划。也可能有老年照护经理提供收费服务。其他计划则根据收入来决定是否有资格参加。如果您亲人的收入超过了一定的标准，他们将无法获得这些服务。但是，还是那句话，不要害怕提问：这些指导是否有例外？如果您的亲人面临巨额医疗费用，这是否可以作为判断其是否符合资格的条件之一？请询问例外情况，并详细阐述您的需求——您可能会得到意想不到的结果。这正是确定团队成员的最佳时期，以免日后出现手忙脚乱的情况。

自我照顾

在病程的早期阶段，在照护者看来，自我照护可能并非迫切需求。然而，现在正是构建支持网络的关键时期，要知道随着病情的进展和亲人需求的改变，您个人的需求也会不断变化。照顾好自己不仅是一种理念，更是一种习惯，应该在早期阶段就牢牢扎根于您心中。当您的亲人知道您会陪伴在他们身边，同时您也会照顾好自己时，这将为您设定一个明确的期望值，即您的健康是重中之重，这对双方都有好处。

当您面对这种疾病并看着您的亲人随着时间的流逝而发生变化时，提前知道向哪里寻求支持是非常有价值的。支持小组是一个很好的平台，可以从相同处境的人获得声援和情感指导。正如我们前面探讨的，将自我照顾置于优先位置也许是您将作出的最重要的决定之一，这将对您的健康和幸福产生积极的影响，尤其是当您看着自己所关心的人随着时间的流逝而逐渐衰退。锻炼身体、吃健康食物、做自己喜欢的事情（照护工作以外的事情）以及保证充足的睡眠，这些都会对您应对照护压力产生深远的影响。

自我关怀

您可能从未想过自己会在人生的这个阶段成为一名照护者。照顾他人的过程可能会让人难以承受、充满成就感，同时也很艰难。您正在尽您所能；您有道德、诚实、有爱心，而且非常特别。今天，您可能不同意这些说法，但请记住，在这个星球上，您所能给予的最宝贵礼物莫过于，在您深爱的人患阿尔茨海默病时，竭尽全力照顾好自己。照顾好自己，给自己放个假——就像您关怀别人，给别人放假一样。

铭记于心

作为照护者，您正面临着一段复杂的旅程。花点时间，想想今天您能为自己做的一件事——一件能对您的态度和观点产生强大、积极影响的小事。当大多数人的注意力都集中在别人身上时，这些时刻可以帮助您休息一下，喘口气。无论这一刻有多快，都要抓住它，享受它，每天都要这样做。

"和你自己说话，就要像和你最爱的人说话一样。"

——布琳·布朗

第五章

在家里

波比的故事

萨拉和波比相濡以沫20多年。她们周游世界，准备
共同经历下一次冒险。她们喜欢徒步旅行，体验不同
的文化。萨拉最近刚从公司退休，而波比几年前就停
止了工作，之前她在一家医院做了30年的儿科护士。
她喜爱孩子，在孩子们看来，她和蔼可亲。当波比开
始出现记忆力问题时，她决定是时候退休了。实际
上，波比在工作中犯了一些错误，最后在同事和萨拉
的鼓励下，她决定退休。退休后，她依然享有完好的
福利和声誉。退休后不久，波比被诊断出患有阿尔茨
海默病。萨拉和波比又一起度过了数年时光，直到波
比因病情恶化无法再旅行。她现在需要有人一直陪在

她身边，以确保她的安全。庆幸的是，波比一般都很配合，对萨拉的建议也很赞同。

期待什么

现在，您的亲人已经进入疾病的中度阶段，一个安全舒适的家是您能为他们提供的最重要的东西之一。一个熟悉的地方，所有能让他们把家当作家的东西——声音、景象和气味——都是让他们感觉到安全的重要因素。

您深爱的人可能仍然知道他们最喜欢的椅子或毯子带来的舒适感。当然，宠物也能带来极大的安慰和快乐。即使记忆力已经衰退，但是熟悉的地方和熟悉的人可以让他们感到安心。当他们的记忆和思维出现问题，他们仍然需要您的安慰，需要那些他们曾经熟悉的事物带来的慰藉。随着病情的发展，一些变化会影响您的亲人完成许多他们一辈子都在做的日常事务。例如，您的亲人可能已经煮了50年的咖啡，但最近他们在打开咖啡壶时却忘记加水，导致咖啡壶烧坏了。您的亲人每天早餐都吃松饼，用微波炉加热，但现在他们不记得按哪个按钮了。

一般来说，到了这个阶段，您的亲人仍然能够进食和饮水，但是准备食物和饮料却变得越来越具有挑战性。从拿盘子、杯子、叉子和餐巾，到把食物放在盘子里、加热、端到餐桌上，再到倒饮料，所有这些步骤对您的亲人来说都非常复杂。因此，作为照护者，您必须确保您的亲人每天都能吃饱喝足。确保摄入充分水分是绝对必要的——定期提醒他们喝水，时不时地喝几口水。脱水是老年人因神志不清、跌倒受伤和尿路感染而进急诊室的常见原因。养成充当"水警"的习惯，并将每天为他们提供饮用水视为您的使命。

摔倒的风险

您的亲人可能还不会因为疾病而受到很多身体上的限制。但是，随着病情的发展，大脑功能的变化会对眼睛产生影响，因此，您的亲人可能会对所看到的事物产生理解上的困难。这就增加了跌倒和绊倒的风险。例如，您的亲人可能会穿太大的鞋或忘记使用助步器，或者他们可能在平衡方面遇到问题，所有这些因素都可能导致跌倒的风险增加。阿尔茨海默病会影响大脑对您亲人所见事物的理解，还会改变他们的深度知觉。他们可能会算错台阶的位置导致绊倒和摔倒。您可能会注意到他们紧紧抓住楼梯扶手或抓住您的手臂，依靠您帮助他们走楼梯。轻声安慰他们，并在笔记本上记下这是您的亲人面临的新挑战。

外来干扰

您的亲人可能会对白天的噪声或阴影表现出新的敏感性。老年人对家里出现新面孔感到不自在也很常见。即使是那些曾经非常善于社交的人，也可能不再愿意结识新朋友或参与群体活动。当照护者需要安排人员到家中帮忙，这可能会带来一定的挑战。照护者需要运用创造性的方法，解释为什么要把这个人带到家里来。如果可能的话，找一些认识您亲人的人来帮忙，即使氛围变得有点紧张，他们也会感到舒服。

您可以让这个人了解您亲人的需求，从而缓解过渡时期的压力。有些老人永远不会同意让别人来家里代替主要照护者。在这种情况下，其他家庭成员可能需要挺身而出，在可能的情况下提供帮助。

作为一名照护者，确保您亲人的家安全可靠将是您需要完成的最重要的任务之一。不要担心一下子做不完。随着疾病的逐渐发展，确保居所安全的必要性也会逐渐增加。留心观察您亲人不断变化的能力和需求，并认识到这些变化将持续发生，随着时间的流逝，您将做出灵活调整以适应变化。

例如，波比（见第 89 页《波比的故事》）刚退休时，萨拉可以让她独自在家待上几小时。但随着病情的发展，萨拉意识到不能再让波比独自在家了。波比没有关炉子的火，也不记得自己用过炉子。还有一次，波比准备洗碗，但她走神了，离开了水槽，水溢满了厨房的地板。幸好萨拉当时在家，在造成严重损失之前及时发现了溢水情况。安全是重中之重，因此，调整居所以确保亲人的安全是至关重要，归根结底，这也是照顾阿尔茨海默病亲人最关键的部分。

深入了解阿尔茨海默病

在阿尔茨海默病的中度阶段，大脑会继续萎缩，处理信息变得越来越困难。花点时间，试着设身处地地为您的亲人想想。

想象一下，您需要去杂货店购物。当您戴上眼镜查看购物清单时，眼镜的左镜片蒙上了一层雾气，在声音背景中，您听到了持续不断的静电声——虽然不是很响，但足以干扰您的注意力。您穿上鞋，右脚感觉很紧，但不知道为什么。您似乎找不到钱包，找了又找，就是不知道它在哪里。天哪，也许有人进来偷了它——就是这样，有人拿走了您的钱包！您现在真的很难过。您把桌子所有的抽屉都翻遍了，还是找不到。

对于阿尔茨海默病患者来说，这是每天每时每刻都在发生的事情。实际情况是，您的亲人在处理和管理买菜所需的所有步骤时遇到了问题。他们产生幻听、疑神疑鬼是因为大脑运转不正常。您发现钱包在洗衣机里，他们清空了梳妆台的抽屉，而不是书桌。地板上有衣服，您的亲人焦虑不安。他们听到的噪声其实来自电视。

偶尔了解一下您所爱之人的经历，将有助于您在应对所遇到的特殊情况时表现得更加有耐心和温和。请记住，对您的亲人来说，这一切都非常有意义。

说什么

在阿尔茨海默病的中度阶段，您亲人生活的大部分或所有方面都需要作出调整。由于您的亲人在处理问题时会遇到越来越多的困难，因此了解您对他们所说的一切会愈发困难。

尽量让您的问题、请求和陈述简短、简单。您可以用平静的声音说话，让他们感到安心，尤其是在他们感到不知所措和困惑的时候。例如，当萨拉发现厨房地板上到处都是水，波比就站在那里，凝视着窗外问道："赖皮在哪里？"萨拉气坏了。

她想对波比大喊大叫，问："你怎么了？你没看到满地都是水吗？我们的狗去年就死了！"萨拉深吸了一口气，说："波比，你到客厅来，我去收拾厨房里的残局。我们一会儿去找赖皮。"

面对伴侣日益恶化的情况，萨拉泪流满面地收拾着一片狼藉。她深知，自己心平气和不仅有助于管理波比的状况，也能帮助波比保持平静。上周就发生了这样的事情——萨拉对波比大吼大叫，波比开始歇斯底里地哭泣，并一再道歉。然后波比就睡不着了，因为她知道自己做了让萨拉不高兴的事。在困境中保持冷静和善良是很难的，但这对每个人都有好处。情绪爆发会消耗我们宝贵的能量，而您知道自己有多么需要能量！

说到省力，不妨考虑一下这个问题：如果您的亲人专注于一个话题，一遍又一遍地重复同一个问题，您不一定要在他们每次提问时都给他们完整的解释。他们可能会问："预约的时间是什么时候？"然后在出发前重复这个问题30次。即使预约时间是明天或下周，回答"过一会儿"或"中午"也没关系。只要根据自己的判断，告诉他们任何能让双方保持冷静的事情就可以了。

预约时间安排好后，您可能想等到临走前再告诉他们。这有助于减少您亲人的不确定性以及在预约前一周重复同样的问题。随着病情的发展，这会表现为不得不离开家或与您分离的恐惧。因此，在沟通时，有时说得越少越好。

做什么

在照顾阿尔茨海默病患者的过程中，适应和灵活应变是另一个巨大的挑战。为了确保每个人的安全，在照顾过程中，您需要考虑以下实用建议和策略：

- 如果使用炉子已经构成安全隐患，那么就取下炉子的把手并将其藏起来。如果您的亲人仍然独居，您可以关闭电源并拔下插头，让炉子无法正常工作。
- 如果您的亲人还能煮咖啡，带有自动关机功能的咖啡壶会非常有用。
- 使用自动定时器，在适当的时间开关电灯或其他物品。
- 确保一氧化碳和烟雾探测器正常工作。许多地方的消防部门都可以协助完成这项任务。
- 移除那些操作不当可能会造成危险的小电器。锋利的刀具也应移走，以防亲人受伤。
- 如果水槽配备了垃圾处理器，应将其关闭，以防止您的亲人将其弄坏或因放入异物而受伤。
- 细致审视周围环境。例如，如果他们的冰箱上装饰有看起来像水果或食物的磁铁，随着您的亲人困惑加剧，您就应该把它们取下来，因为他们可能会误以为这些是可以吃的食物。

- 给恒温器安装锁盒。这样可以防止他们对暖气或空调进行过分改动。
- 当他们下楼梯或独自待在火炉、热水器或电箱周围不再安全时，请在地下室的门上加一把新锁。把锁安装在门的顶端，不要让他们看到，制止他们开门。
- 移除斧头、电锯和其他电动工具。
- 将漂白剂、浴室消毒剂和其他可能有危险的化学品等放在他们拿不到的地方。

正如您现在所熟知的，阿尔茨海默病会损害人的判断力和作出安全选择的能力。通过移除危险物品，您就能消除不良诱惑，保障您亲人的安全，避免在困境中争吵和打架。

在这些方面寻求帮助也是可以的。组建一个团队，尽您所能采取一切安全措施。通过对居所进行改造并保证您深爱的人的安全，您可以让他们尽可能长时间地安全、独立地生活。随着依赖程度的增加，安全问题越来越受到重视。通过调整家居和环境，您可以让您的亲人安全地就地养老。

一旦您创造了尽可能安全的生活空间，您就可以学会享受与亲人共享的时光。即使他们进一步进入中度昏迷阶段，也会有欢乐和有趣的时刻——去寻找吧！试着与您爱的人在一起，用心感受当下。这些时刻就是礼物。在萨拉和波比的案例中，萨拉收拾完厨房地板上的一片狼藉后，她们来到门廊上坐着。

她们的猫跳到了波比的腿上。波比微笑着，爱怜地抚摸猫咪，然后突然唱起了她最喜欢的迈克尔·杰克逊的《与您一起摇滚》(*Rock with You*)。两人一起不着调地唱着这首歌，手拉着手，享受着这难得的时刻，她们又一次成为彼此的伴侣。她们唱着歌，看到猫咪用爪子挠耳朵，两人开怀大笑。

当您的亲人讲述他们的人生故事时，您可以加入他们的行列——您可能已经听过无数遍了，但请放松心情，试着在那一刻享受他们的陪伴。即使他们患有阿尔茨海默病，但他们可能仍有清醒、欢笑和爱的时刻。拿出一些照片，回忆一下；他们可能认不出每张照片上的每一个人，但他们会感受到那种熟悉感。或者受视觉刺激，他们可能会给您带来惊喜，记得比您预想的更多。珍惜与爱人共享的欢乐时光。正如伟大的中世纪喜剧演员维克多·博尔赫所说："笑是两个人之间最短的距离。"清洗盘子可以等一等，先去和您爱的人一起享受这些时刻吧。

请教医生什么

随着中度阶段的进展，您与医生的关系非常重要。现在，如果您对您的亲人所接受的照护和照顾不满意，请勇敢地寻求第二意见。您亲人的生活质量非常重要。您的亲人可能需要数年的时间才能度过疾病的中度阶段。这正是进行调整的好时机，可以让您的亲人留在家中。询问医生：

· 在接下来的几个月或一年里，我们可以期待什么？

· 我的亲人将在中度阶段度过多长时间？

· 有办法减缓疾病的发展吗？

· 阿尔茨海默病会遗传吗？作为家庭成员，我能做些什么来降低患病概率？

· 在这个阶段，是否有任何有益的补充剂？

自我照顾

挤出时间进行自我照顾有时可能具有挑战性。您甚至可能需要一些额外的激励。例如，如果您真的需要休息一下，不如为自己计划一些特别的事情，让自己期待一下。它不需要很昂贵或奢侈。想一想，回答"我真的可以去"。只要是合法的，就去吧！真的可以出去吃顿好的、在毯子上野餐、同朋友聚会。带着您最爱的小家伙，也许是孙子，去公园玩玩。蜷缩在沙发上阅读如何？也许可以考虑观看电视节目或听播客，以此滋养心灵，让自己开怀大笑，或者学会自我欣赏、学会珍惜您送给爱人的珍贵礼物。TED 演讲提供了数以千计的简短讲座，这些讲座覆盖了数百个不同的主题，或鼓舞人心或风趣幽默或发人深省。许多讲座都是短而精，有的时长甚至只有三分钟左右，能够在您真正需要的时候为您提供一个快速的喘息机会（请参阅第 206 页的"资源"）。

自我照顾不需要太复杂；如果您现在只能做到这一点，那就保持简单。计划一些特别的事情，花一些时间享受当下。这将是您的美好时光，也是您对健康的投资。

在保护亲人安全的同时，您也必须照顾好自己。重要的是，在这段旅程中不要失去自我。定期尝试为自己做一些与照顾亲人无关的事情。

铭记于心

让我们把话说清楚：您绝对不是坏人。但是，您作出的艰难决定最初可能会让您爱的人不高兴。他们可能会对您大发雷霆，或将沮丧和恐惧发泄到您身上。您

有时可能会不受欢迎，因为您的亲人不理解您做某些事情或者说某些话的原因。哪怕是家里的其他成员，也可能不理解您为什么要调整家庭环境。您也许是在独自维护您深爱的人的尊严和生活质量，而这可能会让人不知所措。当家人质疑您，而且挑刺，这真的会让您很受伤！但是您要从心底里知道，您所做的一切都是为了您的亲人好。如果您的家人固执己见，请他们带您的亲人出去玩一下午或和他们共度周末，也许他们会更能理解您。如果他们决定不帮忙，那就尽量放手，继续前进。您的时间和精力是宝贵的，不能浪费在没有帮助的人身上。这就是自我照顾如此重要的原因。试着把注意力集中在作为照护者的回报上。您能送给亲人的最好礼物莫过于您已经在给予的礼物——以尊严和尊重对待他们，并保证他们的安全。现在，给自己一份礼物，用爱、善意和鼓励对待自己。

"每个人都是神圣的。神圣意味着特别、珍贵，是真正美丽的宝藏。这就意味着您自己。"

——艾米丽·雷·梅克丽

第六章

外面的世界

拉塞尔的故事

拉塞尔是一名光荣的退伍军人。他在越南战争中英勇报国，被授予银星勋章。作为一名职业军人，拉塞尔服役期满后回到美国，曾驻扎在多个不同的军事基地。就在拉塞尔被征召入伍之前，他与高中恋人勒诺结婚，两人育有三个孩子。孩子们上高中时，勒诺和拉塞尔决定在所有孩子毕业前不再搬家。勒诺随后被诊断出患有乳腺癌，拉塞尔要求调到离家更近的地方，方便照顾生病的妻子。勒诺去世时年仅40岁。拉塞尔决定退役，照顾十几岁的孩子们。他把自己的一生都献给了孩子们，确保他们顺利毕业，上大学、参加工作或参军。

岁月流逝，如今拉塞尔被诊断出患有中度阿尔茨海默病。拉塞尔的子女们深爱着自己的父亲，尽力帮助他安全地留在家中，同时确保他的独立和尊严。其中两个孩子就住在他附近，他们会根据拉塞尔的需要提供尽可能多的支持。拉塞尔为人和蔼但很严厉，三十多年的军旅生活让他养成严格遵守作息时间的习惯。然而，阿尔茨海默病的发展过程对拉塞尔来说是毁灭性的。这位职业军人所面临的失控现实，让他的世界天翻地覆。

期待什么

随着病情的发展，您深爱的人在家庭以外的世界中的活动能力也会发生变化。熟悉的生活习惯和环境可能会变得越来越难以掌握。这段旅行需要您展现出灵活性和耐心，因为单单走出家门这样简单的行为就需要耐心和创造力，外界的人现在开始注意到你们家里内部的变化了。

公共场合的情绪爆发

尽管每个人都会经历阿尔茨海默病的不同发展过程，但照护者一般都会有一个共同的经历。这就是当家庭以外的人开始意识到您的亲人"不太对劲"时。这对照护者来说是一个非常重要的转变，因为他们现在要在家庭隐私之外的公共场所面对这种疾病。

当您的亲人在公共场合发怒或开始说一些毫无意义的话，最好的解决办法就是顺势而为。这样做的目的是让您的亲人和您自己在尴尬事件中保持冷静。也许您爱的人感到极度沮丧，他们在餐厅用拳头猛击桌子，冲您大喊大叫。他们也可能双手一摊，直接走出餐厅。这可能会导致他们在外游荡，因为患者会想要离开令他们感到不适的环境（我们将在稍后讨论这个问题）。

您的亲人可能会开始说一些不恰当的话，这些话可能带有性暗示或其他不恰当的含义。有些阿尔茨海默病患者失去了处理脑中闪现的想法的能力，也不再能够过滤这些想法，无法确定什么适合大声说出来。例如，如果您的亲人说某人老啊、胖啊、丑啊，这会让周围的人都感到尴尬。如果您的亲人一直以来是这副德行，那么这就不是老年痴呆症，而是这个人的正常行为。

然而，很多时候，当您的亲人和其他人在一起时，他们能够控制自己的行为。尤其是当他们有您在身边指导互动并为他们打掩护时，情况更是如此。但是，当阿尔茨海默病影响到您亲人的判断力，他们可能会不服从或不同意一些事情，比如去赴约的时候可能会拒绝上车或下车。作为照护者，这正是环顾四周、评估谁能提供帮助的好时机。

在拉塞尔的病例中（见第 102 页拉塞尔的故事），随着病情的发展，孩子们不希望他一个人整天待在家里。他参加了退伍军人管理局的成人日间活动项目，在那里他喜欢社交，喜欢与其他退伍军人在一起。然而，有一天，去参加活动的时候，拉塞尔拒绝下车。他的儿子必须去上班，所以事情很快就升级成了紧张的局面。拉塞尔说："我不去那里……（胡言乱语）……不！"工作人员看出了拉塞尔的问题。他们进行了干预，把拉塞尔弄上了轮椅。他的儿子带他去看急诊，他们发现拉塞尔脱水，而且肺部受到了感染。虽然拉塞尔的急性疾病已经痊愈，但每次来参加活动，他都会想起那次不愉快的经历。每当他们把车停在大楼前时，他都会变得激动、愤怒不已。经过反复讨论和集思广益，工作人员允许拉塞尔从后门进入大楼。在这种创造性的干预下，拉塞尔又参加了一年的活动。

多方就医

随着病情的发展，您的亲人也可能会患上其他急性疾病，因此他们可能需要多方就医。带他们去看医生可能需要采取一些有创造性的行动。在中度阶段早期，您可以主动提出以品尝咖啡、享用午餐或吃冰淇淋来激励您的亲人去就诊。您可能会发现，如果您推迟告诉您的亲人看诊预约时间，会减轻他的焦虑。对您患病的亲人来说，看医生可能是一件令人恐惧和不知所措的事情，尤其是在看新医生的时候。您的亲人可能仍然明白，医生有时必须告诉患者坏消息。虽然您的情况未必如此，但等到您的亲人上路后再告诉他您要去看病可能会有帮助。努力减少焦虑或担忧情绪是一个敏感的问题。这不一定对每个人都有效，也不一定有必要；有些患者喜欢自己的医生，会毫不犹豫地去看诊。

穿衣洗澡

您的亲人可能不想换衣服。阿尔茨海默病患者反复穿同样的衣服是很常见的。随着功能的丧失，他们对穿上干净衣服甚至洗澡的重要性等事情也会失去认识。这两种情况都会让照护者感到尴尬和有压力，并可能很快引发一场激烈的争吵，给在场的每个人带来巨大的压力和负担。有一种解决方案是买两套相同的衣服，当他们脱下衣服，您可以给他们换上一模一样的新衣服。让您的亲人换衣服和洗澡可能需要时间、耐心和创造力。您可以试着告诉他们，医生希望他们穿上这件衣服，不要穿脏裤子。想一想谁当"好人"或"坏人",以帮助激励您的亲人。将责任归咎于狗或猫——不管是什么,只要能在那关键的时刻让您的亲人配合即可。

还有一种干预措施被证明是成功的,专业照护机构和养老院也经常使用,那就是唱歌!是的,在帮您的亲人换衣服时唱歌。播放他们最喜欢的音乐,一起欢唱。当然,您可能不会在每次需要您的亲人换衣服、泡澡或洗漱的时候都想唱歌。

事实上,当您在确保您的亲人洗澡并换上干净内衣,可能您最不愿意做的事情就是唱歌或表现得兴高采烈。这就是思维角度转变的重要性所在。也许是时候改变一下规则,定义一种新的常态了。这可能包括让您爱的人穿同样的衣服(换掉重复的衣服),只进行基本洗漱而不是每天全身洗澡。将洗澡频次调为每周几次,洗澡的时候顺便完成日常洗漱,这可能会成为新常态。

尊严与自主性

灵活应变对于帮助患者保持尊严和生活质量至关重要,同时还能让您处理好其中的一些任务。照顾阿尔茨海默病患者的复杂性之一在于帮助他们保持一定程度的自主性——为了他们好,也为了您自己好。在某些日子里,这看起来可能并不那么完美;事实上,根据您深爱的人的病情或性格以及疾病的发展轨迹，目前的状况将最终决定您何时何地可以带您深爱的人走出家门。这很可能会随着时间的流逝而改变，也许会经常改变。保持灵活性和耐心可以帮助您避免和化解压力。

随着社交活动对您的亲人来说变得越来越具有挑战性，您会发现在与他们交流时，谁会对他们友善和理解，以及何时透露诊断结果是稳妥的。此外，您可能会培养一套新的技能，从而在社交场合保护您的亲人。在保护他们安全的同时保护他们的尊严是一份珍贵的礼物。是的，对于照护者来说，平衡这一切可能会很累！随着病情的发展，花时间确定和谁待在一起会让您的亲人感到安全和舒适，谁会在这段旅程中帮助您。建立自己的支持者部落——这确实能让您和您深爱的人的生活质量大为提高。

深入了解阿尔茨海默病

您深爱的人在这个世界上越来越难适应，需要更多的支持。花点时间想一想，如果您摔断了腿，石膏一直打到您的臀部，就这样被困住了，您会有怎样的行为和感受？现在您需要去看医生，您感觉一点都不舒服，您做了手术，麻醉后的您仍然有点昏昏沉沉，注意力不集中。您的成年女儿让您换衣服、洗漱，中午前准备好出发。您愈发觉得冷，不知道怎么才能走进浴室洗干净。您没法从衣柜拿出干净的衣服，也不想刷牙洗脸。您的腿在抽痛，对侧臀部也因为经常躺着而酸痛。这时，女儿走进来对您大喊："怎么还不换衣服？"现在，您突然对止痛药产生了反应，而且感到恶心。您浑身冰冷，感觉糟透了。您告诉女儿取消预约——您要待在家里。她非常生气，让您马上换衣服，说一定要去！您不知所措，痛苦不堪，哪里也去不了！

暂时感受一下您的亲人可能正在经历的事情。不要把注意力集中在打石膏的痛苦上，而是想一下无法进入浴室或拿不到衣服，总之感觉很糟糕。想一想您是否不想离开家，是否感到完全不知所措。随着大脑的不断变化，您的亲人可能觉得待在家里有安全感、有保障，外出可能会让他们感到惶恐不安。这时候，一个灵活可变的固定作息时间就派上用场了。虽然他们当时可能没有意识到这一点，但最终，走出家门对您和您的亲人都是有益的。

说什么

在这个阶段，沟通可能会一次又一次地考验您的耐心。但您要知道，帮助您的亲人换衣服、外出参加活动或就诊都是可以做到的。

在这里，您可以使用所有常用工具：语速要慢、简单直接，并利用视觉提示来帮助传达您的话。保持眼神交流，适当时微笑。

以下是其他的有效沟通策略：

· 发挥创意，使用对您的亲人来说很重要的人的名字。即使他们可能不记得了，回忆熟悉的名字可能会引发积极的反应并促进合作。例如，您可以说："妈（或爸或＿＿＿）要您穿上这条裤子"或"我们要确保您在＿＿＿看起来好看"或"您不会要＿＿＿看您穿着那件皱巴巴的衬衫"。

· 如果是在外面吃饭，您可以把服务员拉到一边，悄悄地解释说："我爸爸的记忆力有点问题，烦请多点耐心。"为了鼓励他们外出，可以这样说："妈，琼斯医生想看看您情况如何，我们去让她看一看吧"，或者"妈，您的朋友们今天想和您一起吃午饭"（这可能有助于他们参加成人日间活动或加入老年活动中心）。

· 为了解释他们不能使用某些东西的原因，您可以说：

"爸，电锯坏了，链子掉了"，或者"地下室的门坏了，我们得马上去修"。

· 如果他们在信仰团体中表现出异常行为，请与负责人交谈并解释情况。如果实在无法参加，看看团体中是否有成员愿意上门拜访或邀请您的亲人外出享用咖啡。

· 当家人询问您亲人的情况，要坦诚告知，同时务必要维护患者的尊严。"妈妈患有老年痴呆症，医生说她现在处于中期阶段。我们需要确保她感到被爱、安全和舒适。当您和她在一起，要有超强的耐心，现在不要向她要求任何东西。"当然，还有一句很有价值的话："我现在需要您的帮助。"

· 要有耐心。如果你们一起外出，您深爱的人感到焦虑，没关系。只需离开现场，对他们说："别担心，我们这就回家。"安慰他们，让他们知道自己是安全的，是被爱的。

做什么

不要害怕面对这些挑战。事实上，在需要的时候，要无所畏惧，坦诚相待。如果您和您的亲人每天早上都去喝咖啡，现在您发现他们很难找到奶油和糖，那就提前帮他们加好，然后把杯子递给您的亲人。如果您认识并信任咖啡馆的员工，您可以说您的亲人身体不舒服，有时可能需要一些帮助。您可以决定不告诉他人诊断结果，保护亲人免受其他人可能不值得信任的伤害。继续带您的亲人外出，如果某种情况让你们中的任何一方感到不舒服，就起身离开回家。随着病情的发展，您可能会发现其中一人或两人变得越来越孤立。现在，与朋友和家人保持联系，比以往任何时候都更重要。成为社区的一员，在这里您和您深爱的人都将得到关心者的支持和同情。勇敢面对，拒绝孤独，尽情享受这段旅程。

请教医生什么

将您的观察结果和问题列成清单，并准备好讨论自上次探访以来发生的任何变化，如新行为和旧行为上的变化。带上所有当前服用的药物、补充剂及其剂量。在这次就诊可以询问的问题包括：

· 是否有药物帮助控制焦虑或其他症状？是否有不含药物治疗（非药物治疗）的替代治疗方法？
· 他们处于阿尔茨海默病的哪个阶段？
· 目前是否需要或建议进行任何医学检查？

・随着病情的发展，我们还能期待什么？

・我的亲人应该吃多少？喝多少？

・他们会出现吞咽困难吗？

・我爸便秘或腹泻该吃什么？

・如果他们只想吃甜食怎么办？我能让他们先吃几口
健康食品再吃两块饼干吗？

自我照顾

　　把您的亲人带出家门是一项艰巨的任务，如果他们不想换衣服，那就更难了。应战！这样可以保持精力充沛。如果您还没有这样做，那就撇开尽善尽美的想法，准备好采用新规范。尽量保持您的幽默感，不要让别人说的话困扰您。对自己温和一点——毫无疑问，您现在所付出的远远超过您所得到的。保持身心健康比以往任何时候都更加重要。这段旅程很可能会持续一段时间。自我照顾是重中之重，所以不要养成习惯，切勿将自己放在次要或从属位置。抽出时间享受生活。不要让自己与世隔绝或拒人于千里之外。如果家庭成员不理解您，就随他们去吧！在这段充满挑战的旅程中，您的表现非常出色。凡事说"顺其自然",这将帮助您释放一些不必要的压力,这些压力可能会影响您的健康和幸福。试着接受这样一个事实:您正在给予您爱的人最珍贵的礼物。当您累了,您有权休息一下。微笑着接受别人的帮助。无论您是出去跳舞,还是蜷缩着小憩片刻,都要珍惜属于自己的美好时光。

铭记于心

每一天,只为自己做一件事,一件小事。然后,再进一步,把每天为自己做的所有微不足道的小事列成清单。反思一下您为自己做的小事,会让您微笑,并对自己所做的一切感到平静。您甚至会发现自己对那件小事充满期待!

"我的观点是,生活就是平衡。好与坏。高潮和低谷。凤梨和可乐达。"

——艾伦·德詹尼丝

第七章

情绪变化和困难行为

芭芭拉的故事

乔恩与芭芭拉结婚已有45年。乔恩一直非常爱芭芭拉，现在芭芭拉已处于阿尔茨海默病中度阶段，乔恩非常尽心尽力地照顾芭芭拉。一年多以前，他们的4个子女出资购买了一张礼券，聘请了一位家政员艾伦女士，每周来帮忙洗4小时的衣服和打扫卫生。当礼券用完后，乔恩决定继续聘请艾伦女士，主要是因为她和芭芭拉相处得很好，乔恩承认她来的时候，家里已经变成了"女孩们的时间"。因为价格昂贵，他不得不把艾伦的工作时间减少到3小时。孩子们说服他，让他相信这笔钱花得值，因为艾伦女士对他们都很有帮助。她替乔恩分担了洗衣服、打扫厨房和浴室等家务。艾伦女士工作的时候，会和芭芭拉一起唱歌、聊天，几个月后，乔恩觉得走出家门放松一下也很舒服。他通常会去买菜，如果有时间，还会去理发。然而，在过去的几个月里，芭芭拉开始对艾伦女士说一些难听的话，并质问她为什么来自己家里。后来，在艾伦女士离开后的一天，芭芭拉竟然指控乔恩与艾伦女士有染。乔恩被这一指控吓坏了，他不明白妻子为什么会说出如此荒谬的话。他深爱着芭芭拉，绝不会做出任何伤害她的事。

期待什么

在阿尔茨海默病的中度阶段，您可能会开始注意到您亲人的性格和脾气发生了更大的变化。他们可能会表现出怪异甚至令人不安的行为。他们的情绪可能会在毫无征兆或挑衅的情况下波动。这些行为背后的罪魁祸首是疾病进展导致的大脑变化。这些行为可能难以控制和理解，对于照护者来说，这可能是一种毁灭性的打击。

"挑战行为"是一个笼统术语，用来描述可能出现的与疾病有关的各种行为。其中一些行为可能包括愤怒、攻击、烦躁不安和严重焦虑，以及猜疑、偏执、妄想和幻觉。此外，还可能出现性欲亢进和抑制，以及判断力下降。这并不是一份详尽无遗的清单，而是一些较为常见的症状。思考这些行为出现的原因会有所帮助，因为它们可能是身体或环境诱因的结果。

要理解这些行为，最重要的是承认它们是一种交流方式。挑战性行为可能表明您的亲人在试图告诉您一些事情。他们不是故意为难您，也不是故意这样做的。阿尔茨海默病已经损伤了他们的大脑，并因此抑制了您亲人表达他们所有感受和体验的能力。例如，当您的亲人试图告诉您他们感到不舒服、尴尬、自卑或害怕，就会出现这种具有挑战性的行为。这种疾病打断了他们应对不断变化的环境的能力。请保持耐心和冷静，并以充满爱心和尊严的方式向您的亲人保证，您就在他们身边，他们很安全，一切都会好起来的，即使您知道您的亲人当下正在经历很大的困难。尽量不要把困难行为理解为不服从、麻烦或报复您的方式。这是一种毁灭性的疾病，所以要责怪疾病，不要怪您的亲人。当您的亲人表现出挑战性行为，请保持坚强和冷静——这正是他们需要您展现冷静力量的时候。

愤怒和侵略

愤怒和攻击行为可以是口头上的，也可以是肢体上的，可以是毫无征兆的，也可以是复杂情况下的结果。您的亲人可能会想表达他们不堪重负、疲惫、不舒服、痛苦、燥热、寒冷、饥饿、口渴或沮丧等。

焦虑和不安会导致您的亲人来回踱步或执着于某种行为，例如想回家或寻找他们的照护者。也许他们在某些人面前、在人群中或在每天的各种过渡环节中会感到焦虑。新的环境、最近的住院治疗，甚至是最近家中家具的移动，都可能导致您的亲人迷失方向，无法辨认周围的环境。您的亲人可能会感到孤独、害怕，对自己的世界充满恐惧。由于心中的不确定性和困惑，他们可能会感到威胁和不安全。

在这个阶段，您深爱的人也可能会变得喜欢指责他人、多疑和妄想，对人际关系或其他虚构的情况提出不实的指控。例如，当芭芭拉（见芭芭拉的故事，第 115 页）指责乔恩与艾伦女士有染时，她真的认为乔恩对她不忠。这里所说的妄想是指对不真实的事物或情况坚信不疑，究其原因是阿尔茨海默病。如果您的亲人找不到某样东西，如文件、钱包、手表、帽子等，不真实信念会让他们指责您或其他人窃取或藏匿了他们的物品。虽然这些想法当然不是现实，但对患者来说却是非常真实的。他们正极力想厘清这个混乱的世界，但他们的认知却失去了平衡。因此，他们所相信的与现实不符。

幻觉

您的亲人可能会出现幻觉，这与阿尔茨海默病症状类似，但实则不同。妄想是一种患者坚信不疑的信念，而幻觉则源于感官对情况或环境的错误解释，您的亲人正在试图理解这些解释。您可能会意识到，您的亲人看到、听到、闻到、尝到或感觉到了一些不存在的东西。幻觉是对人、物或涉及感官事件的错误认知。

例如，您的亲人可能会在墙上或灯罩上看到亲人的脸。他们可能会与不在场的人交谈。他们可能会觉得自己在和伴侣手牵手，或者猫正坐在自己腿上，而实际上这些都没有发生。有些幻觉会给您的亲人带来安慰，帮助他们应对所经历的混乱世界。其他幻觉可能会让您的亲人感到恐惧或惊慌，这可能会导致他们作出一些举动，也许会把自己置于危险之中，比如拿起一把刀或试图逃跑到"安全的地方。"当幻觉吓到您的亲人时，请立即冷静地进行干预。温柔地安抚他们，向他们解释现在是安全的；您会保证他们的安全并照顾他们。试着转移他们的注意力，比如带他们到另一个房间、打开灯或去散步。如果他们有宠物，让他们抚摸毛茸茸的宠物朋友，让身体感受到安慰和支持。认可他们的感受，告诉他们您知道他们很害怕，但他们是安全的。向其提供能给他们带来安慰的物品，比如最喜欢的毯子或报纸，轻抚他们的手，让他们感到安心。

幻觉、猜疑和妄想会让每个人都感到痛苦。请保持冷静，试着找出诱因，做好准备，在这些症状出现时转移您亲人的注意力并使其平静下来。

性欲亢进和其他极端行为

有些老年人可能会抑制不住或性欲亢进。抑制是一个广义的术语，指行为或言语不当，不谨慎或不谦虚。在与他人交往时，他们可能会出现社交或政治错误。他们可能会说出种族歧视、性别歧视或其他冒犯性的语言。虽然这只是疾病导致的，但目睹这一切可能会令人毛骨悚然。也许您的亲人开始与他人调情，甚至试图抓住或亲吻他人。一旦发生这种情况，照护者必须立即进行干预。可以告诉他们的亲人："这样做是不合适的。"大声说出这句话也有助于化解他人的情绪，因为他们看到您已经控制了局面。温和地转移亲人的注意力并重新引导他们也会有帮助，在可能的情况下，您可以顺其自然地应对，向对方低声道歉和解释，因为对方可能不清楚您的亲人患有阿尔茨海默病。希望那些了解这可能是疾病发展过程的一部分的人不会生气或评判，而是对您、您的亲人和这种情况表示同情。

深入了解阿尔茨海默病

对于处于中度阶段的老年人来说，他们的大脑正经历着脑细胞的死亡和脑细胞之间连接的退化。因此，老年人可能会经历各种能力的明显下降。大脑萎缩（细胞死亡）的区域日益扩大，影响到大脑的更多部分。在这一阶段，从他们的角度看，就有点像开车或走路时经过一场严重的事故——您会本能地放慢脚步，停下来看一看。您是否曾经对某件事情如此着迷，以至于无法移开视线或停止思考？您会全神贯注地思考那段经历或事件。现在，请想象一下，当您看到那场严重的事故时，您知道自己已经无法迈步离开。您好几小时都无法从那可怕的场景中回过神来；事实上，您不得不目不转睛地盯着它。您对这起事故着了魔，它如同魔咒般缠绕在您生活的每一个角落，挥之不去。在这种情况下，您开始感到焦虑不安，并因专注于可怕的情况而精疲力竭。随着大脑的疲劳，您开始有一些没有意义的奇怪想法，但您无法阻止它们充斥您的意识。您整个人都被事故现场所吸引，您的思想和情感被困住，无法表达您所经历的一切。

最终，有什么东西中断了您的思绪，您才得以离开这个令人不安的场景。很累吧？这只是您深爱的人努力应对患病世界的一个缩影，他们的大脑正在萎缩，无法处理一天中发生的所有事情。

说什么

当您努力打断亲人的思维模式，试图与亲人沟通并安抚他们的情绪可能是一件具有挑战性的事情。当一个人患有老年痴呆症时，要改变他的想法并非易事。

不过，一些策略可以帮助您中断这些消极的思维模式：

· 尝试将您的亲人转移到不同的房间。
· 用平静、安抚的声音说话，即使您的信息从您嘴里说出来听起来很怪异。不要试图说服他们或与他们争论，不要大喊大叫或贬低他们。"爸，把裤子穿上，我们要回家了。""妈，琼斯先生不喜欢被亲吻。我们去厨房喝点咖啡吧。"

· 在乔恩和芭芭拉的故事中，乔恩学会了如何给予安慰性的回复，他向芭芭拉保证，他深爱着她，她是他生命中唯一的女人。这些信息包括："我爱你""你太美了""芭芭拉，你是我此生挚爱，没事的。一切都会好起来的。"乔恩还学会了走出家门，呼吸新鲜空气，让自己保持冷静和耐心。他对这些指控感到非常难过和不知所措，但他学会了尽量不把它放在心上，因为这是一种伤害他挚爱发妻大脑的疾病。

做什么

对于照护者和阿尔茨海默病患者来说，这都是一段艰难的旅程。试着保持自己的观点，即这是一种神经退行性疾病，会在多年的过程中损害大脑。当您的亲人表现出怪异行为，请不要往心里去。他们并非有意伤害您——当他们责怪您，那是因为您是他们身边最亲近的人。您也是照顾亲人的人，有时作为照护者需要作出不受欢迎的决定。如果您坚持要求您的亲人穿戴整齐，或者在出现不当行为时将他们带离现场，他们可能会对您大发脾气。请明白，当您的亲人说出伤人的话，那只是疾病在"说话"，并对他们的情绪和行为产生了负面影响。

困难行为是一种沟通方式。当您的亲人表现出具有挑战性的行为，分散注意力和重新定向等策略会很有价值。试试以下方法：

- 改变物理环境。将您的亲人带到另一个房间或室外，可以使其观念发生转变，从而打破困难想法或行为的循环。
- 分散他们的注意力。一起散步、看图片、听音乐，或者建议开展其他活动来打断他们支离破碎的思维过程。
- 不要反应过度。事实上，尽量不要反应过度。要知道，指责您出轨或偷窃的人已经不是几年前您认识的那个人了。努力做到不作评判——他们现在比以往任何时候都更需要您的爱和支持。

请教医生什么

随身携带您的笔记本，本子上有您为医生准备的问题清单。诚实地告诉医生所有情况。如果有任何话题让您或您的亲人感到尴尬，请列出一个清单并交给护士。您也可以要求私下会面，并谨慎地分享您的担忧。

建议可以请教医生如下问题：

· 哪些药物或治疗方案有助于减少困难行为？

· 这些行为会持续多久？

· 如果吃了药，会有哪些副作用？

· 药物多长时间开始起效？

· 什么时候应该打电话或求医？

在与医生谈论您的亲人时要坦诚。既可以谈论您亲人遇到的问题，又可以尊重您亲人的尊严。

自我照顾

照护工作就像坐过山车一样，起起伏伏，一波三折，还有意想不到的黑暗隧道。看着您的亲人表现出难以控制的行为，可能会让人崩溃，也可能会让人难以承受。如果您曾遭受过毫无根据的指责和侮辱，这肯定会考验您的承受力和耐心。现在，您的亲人已经处于阿尔茨海默病的中度阶段——这是该疾病最具挑战性的部分。

当您目睹亲人的人格衰退，自我照顾绝对是最重要的。如果您现在不给自己留出时间，不把自我照顾放在首位，您可能会精疲力竭，无法尽心尽力地照顾亲人，这样您就会感到内疚。休息和停工必须成为照护过程中的例行公事。当您知道自己会有空闲时间时，这一事实本身就会帮助您重振精神，让您能够更好地处理照护过程中更繁重的部分。

请不要独自一人承受沉重的负担。当您休息一下，让其他人陪伴您的亲人时，不要感到内疚。这是您的良药！照护者的负罪感会让人瘫痪，而且会妨碍您偶尔休息一下。您可能认为没有人能像您一样做到这一点，或者没有人像您一样了解您的亲人。这可能是真的，但不必感到内疚——每个人都应该休息一下。您的爱和奉献是最珍贵的礼物，因为您尊重了亲人的尊严和生活质量。同样，明智的做法是，要尊重自己的生活质量，就必须照顾自己，对自己温柔一点，接受自己也是与众不同的。如果您需要哭泣，那就哭吧；如果您需要开怀大笑，那就找点笑料吧——您是凡人！表达自己将帮助您度过每个充满挑战的时刻。

铭记于心

在漫长而复杂的照护过程中，您可能会感到疲惫、沮丧和精疲力尽。如果您不能去某个地方给自己充电，那就出去走一走吧。坐在户外晒太阳，获取一些能促进情绪的维生素D，即使是冬日的阳光也有好处。在网上找瑜伽或呼吸练习的视频，然后跟着做一做。洗澡，并化妆。查找奥普拉·温弗瑞、玛雅·安吉露或埃莉诺·罗斯福的名言，品味他们激励人心的话语。珍惜当下，如果您只有一分钟，那就好好把握住这一分钟。

"每个人都应该拥有这样的一天：不去面对问题、不用寻找解决办法。我们每个人都需要远离那些不会自动离开我们的烦恼。"

——玛雅·安吉露

第八章

走进他们的世界

罗杰的故事，第一部分

米娅的父亲罗杰被诊断出患有老年痴呆症，米娅便成了他的照护者。在罗杰确诊之前，父女俩的关系一直有些紧张。其中部分原因在于他们太像了，米娅和父亲都是成功的工程师，米娅继承了父亲高尚的职业道德、对细节的注重和不妥协的个性。米娅的母亲珍妮已经退休，但当她的父亲变得越来越难以独自管理，米娅开始参与照顾父亲。那时，罗杰变得非常刻薄，拒绝一切。只要有人提出帮助或建议，他都说"不"。米娅参加了几个照护者互助小组，了解到这是疾病发展的正常现象。如果一个人总是有点难相处，那么这种情况很可能会延续到疾病的过程中。米娅发现，有些人随着病情的发展会变得非常和蔼可亲，但罗杰却不是这样。米娅很快了解到，罗杰的反应与他一生的性格非常一致，她需要用创新的方法为父亲寻求帮助。

期待什么

现在，您可能已经照顾您的亲人好几年了。您可能已经采用了许多常规方法和策略来保证您亲人的安全和居家生活。然而，随着新问题和新短板出现，您可能会发现过去行之有效的方法不再奏效。当您试图找出下一步该怎么做时，可能会感到很艰难。

总有一天，您的亲人上厕所都会变得很困难。有些人只是忘记了上厕所，结果大小便失禁。其他人可能仍然有上厕所的冲动，但不知道要怎么去卫生间，或者不知道怎么脱下长裤和内裤，然后，在排空膀胱或大便后，他们可能会忘记清洁自己。想想我们每次上厕所时理所当然的步骤。对于那些认知能力下降、记忆力减退和思维混乱的人来说，这个过程可能会变得复杂和难以承受。同样的系列功能障碍也会影响您亲人穿衣服的能力。例如，他们可能会把内裤穿在长裤外面。他们可能不再记得戴胸罩，也不知道如何系紧胸罩。衬衫的扣子可能扣错了。您的亲人可能会选择不适合这个季节的衣服；也许他们会在 30 多摄氏度的时候选择长袖衬衫、运动衫和大衣。或者当气温低于零摄氏度时，他们会穿上夏装。为了安全起见，照护者在这些时候需要别出心裁。

米娅了解到，当爸爸认为自己要去上班，他就会更愿意穿上衣服。在他拒绝穿衣服的日子里，米娅和珍妮告诉他必须做好上班准备，否则就会迟到。珍妮会帮他把衣服摆好，让他"上班时看起来帅气一些"。她们告诉罗杰，工作穿商务便装就好，不需要穿西装。这个策略在很多个月里都行之有效，尽管每次告诉罗杰他要去上班了，珍妮都必须学会放下内疚感。

这种创造性的讲故事方式也被称为治疗性说谎或讲治疗性"小故事"。您可以给您的亲人讲这些故事，帮助他们完成对其健康至关重要的任务。告诉罗杰他要去上班并不是出于欺骗的目的，相反，这样做可以使他穿上干净的衣服，并让珍妮帮他洗澡和梳妆。因此，他每周都会洗澡两次，并让珍妮帮他刮胡子。

在她们发现可以使用讲治疗性"小故事"之前，罗杰拒绝洗澡或刮胡子，甚至几星期都不洗澡。他刁难珍妮，对她恶言相向。当珍妮改变方法，把重点转移到帮他"准备工作"，他就不再为难她了。罗杰做好"上班准备"后，他们会一起吃早餐，罗杰会看看报纸，把上班的事忘得一干二净。如果他坚持要去上班，珍妮就会带他出去兜风，他们会出门办事，或者去当地的购物中心散步。这是一次非常成功的干预，然而，这让珍妮感到疲惫不堪。随着时间的流逝，米娅开始更多地参与其中，帮助她的妈妈。

依赖性增加

当您的亲人不能为自己做太多事情，重要的是帮助他们做力所能及的事情，让他们尽可能独立。例如，如果您的亲人忘记上厕所，但当他们想起来，他们仍然可以独立上厕所。用温和的方式提醒他们全天都要上厕所。设置一个定时器，每两小时响一次，提醒他们上厕所；这可以帮助尽量减少"意外"的发生。这是成人日间项目、护理机构和专业疗养院常用的策略。

提供可以协助服药、喝水和上厕所等日常生活活动的提醒，可以简化照护工作。更重要的是，它们可以帮助您的亲人避免不必要的有害并发症，如脱水或用药错误。

随着依赖程度的增加，您的照护责任也会随之增加。为了在尊重亲人的尊严和生活质量方面保持平衡，请考虑如何帮助他们在生活的不同方面感到舒适和有能力。是的，阿尔茨海默病已经改变了您亲人的大脑，但您有能力帮助他们感受到生活的意义和目的。即使认知功能日益受损，但是依赖和依靠他人对他们来说是毁灭性的。您将拥有独特的机会，可以帮助他们真正感受到自己的特别和价值。

饮食变化

您的亲人在进食时可能很难使用正确的餐具。如果使用勺子更方便，那么就让他们用勺子而不是用叉子，这样可以让他们独立进食，从而保有尊严。手指食物也不错，这样一来他们可以独立进食。有些人在疾病的中度阶段使用餐具几乎没有任何困难。无论菜单如何，只要包含各种健康食品，就能帮助您的亲人满足营养需求。如果他们的食欲下降或有其他变化，可以在一天中多次提供少量的健康食品。

在外游荡

大约 60% 的阿尔茨海默病患者会在患病期间的某个阶段走失。这种情况非常严重，需要立即引起注意。您的亲人可以佩戴一些安全装置，如 GPS 手表、紧急医疗警报手镯、生命警报器以及其他在各地区有售的产品。在美国国内某些地区也有一些专门的项目，如"救生员项目（Project Lifesaver）"，可以在您的亲人走失时提供追踪帮助。请向当地县老龄化办公室或阿尔茨海默病协会当地分会查询可用产品清单。罗杰（请参阅罗杰的故事，第 128 页）最近开始到处游荡。罗杰走出家门，在外游荡了 3 小时，米娅的一个朋友在当地的加油站发现了他。被发现的时候他已经把自己搞得脏兮兮的，看起来神志不清。珍妮把罗杰带回家，他一直叨叨着"我们得去银行"，珍妮安慰他说银行的事已经办完了，他现在需要待在家里。珍妮越是引导，罗杰就越显得心烦意乱。罗杰一直说他得出去一趟，刚到家的米娅说："爸爸，我替您去了趟银行，这是收据。"她从午餐里拿出一张收据。罗杰拿着收据，慢慢平静了下来。

走进患病亲人的世界将有助于您管理和理解因疾病而可能发生的一些难以预料的事件。创造性和警惕性思维是确保和平与安全的关键。

请考虑在每一扇通往室外的门上安装您亲人看不到的锁。向医生咨询相关药物，减轻焦虑和避免您亲人在外游荡。

深入了解阿尔茨海默病

您的亲人判断力会越来越差，可能无法再辨别时间和地点。众所周知，阿尔茨海默病会破坏大脑中相互沟

通的细胞。当大脑的某些部分无法发送和接收信息，沟通系统就会崩溃。在珍妮洗澡的时候，罗杰又一次走出了家门。珍妮试图站在罗杰的角度去想他会怎么做，结果发现他平静地走在路上。她问他要去哪里，他说要去看望爷爷。罗杰是在一个小城市郊区的村子里长大的，他的大多数亲戚都住在几个街区之内。童年时，罗杰经常步行去看望亲戚。多年后的今天，罗杰回想起童年的往事，甚至相信自己就在那个时空。那时，走路去看望爷爷是再正常不过的事情了。但现在，这种长期记忆引发了游荡，这对罗杰来说当然非常危险，他可能会迷路或卷入车流中。

当您站在您深爱的人的立场上时，想想为什么会发生这样的事情。他们为什么抗拒？他们为什么要坚持？考虑各种可能性，询问他们的想法，然后加入他们的现实生活中，完成任何需要做的事情，以实现和平、安全的解决，即使其中包括一些"小动作。"

说什么

让我们来探讨一下出现这类情况时该说什么，不该说什么。比方说，您的父亲坚持要见他的爷爷：

· 一定要说他的爷爷晚饭时会过来，或者您周日会去看他。

· 不要试图让您的亲人面对现实。说"爸爸，爷爷15年前去世了"，可能会让他瞬间崩溃，而且引发悲伤、失落和恐惧的情绪。

· 不要试图让他们"振作起来"。家人经常会想："如果我能让他明白现在发生了什么，如果我解释一下发生了什么，他就会明白了。"但阿尔茨海默病患者不会这样，您越是试图解释发生了什么，试图引导他们，情况就会变得越复杂。

· 保持冷静、温柔和善，体谅亲人的感受。这将最大限度地减少负面情绪，降低恐惧感，并提高舒适感和安全感。

做什么

罗杰走失后，米娅的朋友找到了他，米娅决定寻找一个项目来帮助保护她父亲的安全。在一个照护者支持小组中，她了解到一个由县治安官办公室监管的登记处，那里有各个年龄段有走失风险的人的姓名和照片。米娅登记了罗杰，并将自己作为主要联系人。米娅还帮助珍妮对家里进行了一些改造，降低罗杰再次走失的可能性。他们在所有通往外面的门后面都挂上了像书柜一样的长板。现在罗杰看门的时候，门就像一个书柜。米娅还在门的顶端安装了一把滑锁，正好罗杰看不到，这样他就打不开门了。珍妮在洗澡或不能盯着罗杰时就会用到这把锁。其他想法可能包括：

- 在浴室里安装扶手可以帮助您的亲人保持稳定，减少跌倒的风险。如果您协助抬起和移动您的亲人，这还可以降低您自己受伤的风险。
- 了解当地的相关项目和服务，让您的亲人受益，也让您自己有机会休息。
- 花时间了解各种资源，筛选目前有用的资源，并注意将来可能需要用到的资源。这样，当您需要他人提供服务来提高您和您亲人的生活质量时，您就已经做好了准备。
- 协调服务。如果您无法亲自动手帮助洗澡或如厕，可以在所在地区寻求这些类型的服务。
- 建立联系。请求他人帮助，为您的亲人寻找可能获益的项目和服务。

尽可能多地了解这种疾病是什么，它是如何影响您的亲人，您可以做些什么来帮助他们，这可能是您的"救命稻草"。当您尝试各种干预措施和策略，您会对亲人在某些情况下的反应有敏锐的认识。当您走进他们的世界，您会更容易想出创造性的解决方案来满足他们的需求，并保证他们的安全。

请教医生什么

当然，您要带上值得信赖的笔记本，提前写下您的问题！列出需要与医生讨论的行为或健康方面的任何变化。包括所有药物、补充剂和剂量的最新清单。一如既往，坦诚地告诉医生您和您的亲人所面临的变化。必要时可以私下交谈。需要涉及的一些问题可能包括：

· 如果您在给亲人洗澡、刮胡子或进行其他自我照护活动时遇到困难，医生有什么建议？

· 他们多长时间需要洗澡一次？海绵浴是否足够？

· 如何让我的亲人穿一次性内衣？

· 在这个阶段有什么可以用于治疗的药物？

· 是否有其他可行的干预措施或策略？

自我照顾

日复一日，年复一年，您一直都在照顾患病的亲人，这种情况下，您必须继续把照顾好自己放在首位。从繁忙的生活中抽出时间投入在自己身上是值得的！在照顾亲人的同时，您也必须照顾好自己。有时，这意味着您要放开对自己的束缚。如果您爱的人今天心情不好，那就放手吧。如果他们坚持早餐和午餐都吃烤面包，那就随他们去吧。只要不是每天都这样，那就试着顺其自然吧。寻求帮助，让他人介入，这样您就能得到自己迫切需要的休息。说起来容易做起来难！您的亲人在情感和身体上越是依赖您，您提供的照顾越多，您生病或受伤的风险就越大。即使您很累，也要尽量多锻炼身体；多动一点可以帮助您减轻压力。您可能还需要休息或打个盹——可能要打很多次盹，只是为了补充体力。从照顾家人的压力和负担中解脱出来对您的健康至关重要，放松也是必要的。如果您体力不支或受伤，谁来照顾您？照顾好自己实际上可以避免危机的发生。这样一想，您就会意识到，自我照顾是您对自己和所爱之人的最佳投资之一。

铭记于心

在日历上为自己做个记号！是的，最好定期安排休息时间，卸下照顾亲人的重担。每天花一点时间来感激您为您的亲人所做的一切。对患病亲人来说，您是不可多得的宝藏；您慷慨地奉献了自己的时间、精力和耐心。请记得，休息一下，滋养您的心灵，让您的灵魂恢复活力，并感谢您在这段旅程中所经历的一切。您可以依偎在自己最喜欢的毯子里，或在草坪躺椅上伸懒腰。深呼吸，享受这感恩的时刻。试着想一想您所感激的事或人。不需要太复杂，也不需要花费太多时间。感恩可以让您重温所有对您而言重要的事情，发自内心的微笑。感恩不是陈词滥调，也不是一时的风尚；相反，它是一个宝贵的机会，让您停下来喘口气，简单地做自己，哪怕只是短暂的片刻。

"感恩能让我们了解过去，为今天带来平静，为明天创造愿景。"

——梅洛迪·贝蒂

第九章

不断变化的照护需求

罗杰的故事，第二部分

随着情况的恶化，罗杰需要更多的照顾，米娅也非常
担心珍妮。前一个月，珍妮在浴室滑倒，摔伤了肩膀。
当时，珍妮正在帮助腹泻得厉害的罗杰。腹泻是吃了
紧急照护中心开的药的副作用。他们没有罗杰的病史，
珍妮也因为照顾罗杰而精疲力尽，所以她忘了跟紧急
照护中心说某些抗生素会导致罗杰腹泻。

珍妮摔倒后，还能爬到电话旁拨打911。当珍妮告诉
他们不能让罗杰独自在家时，救护车来了，把他们俩
都送到了医院。珍妮住进了医院——她的骨折需要手
术修复；她还有轻微的脑震荡。罗杰被安置在急诊室，
对妻子的病情一无所知。他想离开，一再要求回家。

他一次又一次地要求回家。一些医护人员知道罗杰患有阿尔茨海默病，但其他人不知道。

米娅接到父母双双住院的电话时，她正在国外工作。她迅速订了回家的机票。在机场候机期间，她安排父亲去一家护理机构进行紧急休养。巧妙的是，大约六个月前，珍妮得了流行性感冒，米娅决定去参观一个"持续照护社区"，她想，如果妈妈发生意外，这也许是爸爸的另一个选择。于是，在机场候机的时间里，米娅给入院主管打了电话，她联系了医院急诊科的接收协调员。72小时后，罗杰获得了入住护理机构的资格。罗杰安全地住进了护理机构，米娅就可以心无旁骛地照顾妈妈，专注于即将进行的手术。

期待什么

要知道什么才是正确的决定可能非常困难，因为阿尔茨海默病对每个人来说不尽相同。此外，您还可以通过以下方式了解阿尔茨海默病，每个家庭的经历都不尽相同。当您的亲人进入疾病的中度阶段，他们的功能衰退可能会非常严重。对于某些人来说，严重的身体限制可能会伴随记忆力减退和认知功能障碍。另一些人的身体健康状况良好，但认知功能严重受损。无论哪种情况，照护者一般都要承担更多的责任。

作决定是作为主要照护者最有争议的部分之一。作出决定时，并不是每个人都会对结果感到满意。米娅决定在妈妈休养期间将爸爸安置在一个安全的环境中。她有一个与家人关系疏远的哥哥，他住在这个国家的另一端，因此她能够独自作出这个决定（尽管在珍妮回家后，她也遇到了一些摩擦，详情见 143 页）。然而，对于许多家庭来说，尤其是当多个家庭成员都参与决策过程时，如果每个人无法就照护计划达成一致意见，就可能引发一场激烈的家庭冲突。要让每个人达成共识可能会很棘手，也会给人带来压力。在这种情况下，您所能做的就是集中精力，确保如何最好地满足您亲人的需求。

不断变化的照护需求

如果需要更高级别的照护，那么这要根据哪些人可以协助照护，以及目前的环境是否可以满足亲人的需求来作出决定。如果需要全天候的照护或监护，家人能否提供这样的支持？或者，是否有人可以负责协调专业护理人员来提供帮助，然后由家人来补充照护方面的不足？

能否请人搬来家里协助照顾亲人？大约 70% 的阿尔茨海

默病患者都是在家中接受照护。很多家庭都希望自己的亲人在家，但这并不是在所有情况下都可行。许多照护者仍在工作，或者他们无法提供所需的照护水平。

如果照护者生病或受伤

对于您的亲人需要什么样的照护，一定要实事求是地评估。尝试制订一个备用计划，以防自己发生意外。然后，测试一下备用计划。让其他人来陪伴您的亲人，这样您就可以从这种情况中解脱出来。不要等到危机发生时才采取行动。现在就应该确定在您无法提供帮助时，将由谁出面来提供帮助。

米娅去养老院看望爸爸时，他非常沮丧，脾气暴躁，抱怨一切。他不明白珍妮发生了什么事，直到米娅提起，他才问起珍妮的情况。虽然他们并不总是和睦相处，但她的父母对彼此都很忠诚。但现在，罗杰表现得好像根本不知道珍妮是谁，这让米娅很不安。有趣的是，据工作人员说，米娅离开后，罗杰表现得很开心，完全不给工作人员添麻烦。他自觉吃饭、吃药，甚至还参加活动。

珍妮手术几天后就出院了，医院为她安排了各种支持服务来帮助她恢复，包括物理和职业治疗。然而，当她回到家时，罗杰却不在身边，这让她很难过。她不明白米娅为什么不能在家里为他安排照护，因为护理机构的花费不在保险支付范围内，而且费用高昂。

米娅知道，妈妈很难过，因为她再也不能照顾罗杰了。在一起生活了 50 年之后，一想到要和罗杰分开，她就伤心欲绝。米娅决定暂时搬去和妈妈一起住，这样她就可以帮助妈妈术后恢复，并尽可能多地开车送她去看罗杰。一开始，罗杰并没有认出珍妮，但后来她开始唱他们最喜欢的歌。珍妮握着罗杰的手，罗杰也对她露出了慈爱的笑容。对珍妮来说，这是一个特殊的时刻。

他们的生活发生了很大的变化，珍妮想。她不知道该怎么送罗杰回家。她想，如果他继续待在疗养院里，不到一年，他们一生的积蓄就会花光。

4 个月后，珍妮和米娅把罗杰带回了家，米娅负责协调照顾她的双亲。一名家庭健康助理每天来家里工作 3 小时，帮助照护、煮饭和做家务。这个家庭有资格参加老龄化办公室提供的一个项目，该项目为上门服务协助的费用提供 60% 的补贴。这个项目实施了大约八个月，但后来罗杰生病了，需要全职照护。此时，他需要人喂养，也不再认得珍妮和米娅了。在过去的几年里，有太多的变化需要处理。由于丈夫的照护需求不断增加，珍妮已经心力交瘁。珍妮和米娅开始参观一些养老院，以防她们无法再继续照顾罗杰。

制订备用计划非常重要。列出一份在您不在时可以求助的人员名单，或者考虑好可以临时为您的亲人提供照护的机构。

接受帮助

在家中提供更多的照护可以说是一条生命线。多一些人手，特别是专业护理人员，可以让您的亲人在家里生活得更久，也能减轻您的负担。对您的家庭来说，这是一个非常艰难的时刻，当意识到您可能无法提供必要的照护来让您的亲人留在家中时，这可能是一个令人极度沮丧的打击。

当您接受帮助时，这表明您实际上拥有无穷的力量，因为您允许别人介入。可以试着问兄弟姐妹、信仰团体成员、侄女、侄子或孙子（孙女）是否能帮忙，哪怕只是偶尔带您的亲人出去吃顿午饭或兜兜风。

所面临的挑战是要做好准备，看到事情的处理方式可能与您的做法不同。起初，这可能会让您感到焦虑。如果您觉得卧室通风良好，但是您的帮手却打开了窗户，让一些凉爽的空气进入室内，那就随他去吧——也许屋里是有一点味道，只是您闻不出来。如果您的帮手带着您的亲人出去喝咖啡，然后一起停下来在公园里散步，请不要担心。提前告诉帮手您的亲人能够做什么，什么对他们来说更具挑战性，并解释前方存在的安全风险。

也许您因为长期肩负照顾患病亲人的责任，已经忘记了如何放手。当然，您肯定知道什么才是最佳的照护方式，毕竟您最了解自己深爱的人。然而，放手让别人以不同的方式帮助您，可能会给您的亲人带来极大的快乐。如果这并不完美——也许他们午餐吃的是冰淇淋——就让它去吧。

享受您的空闲时间。下一次，如果您的帮手想把冰淇淋当午餐，可以的话，建议他们先吃点更丰盛的东西。您需要也应该得到休息。

照护者内疚

当您接受帮助时，坦然接受帮助的秘诀就是不要感到内疚。敢于承认自己确实需要出去一段时间。您不是机器人！您是一个人，当您把大量的时间和精力奉献给他人，您可能会变得非常孤独。您要协调他们的照护、做饭、管理药物、去看医生、洗衣服或者监督这一切。与此同时，您却眼睁睁地看着自己的亲人病情恶化。这可能是您生活中的一段孤独时光。休息会让您和您的亲人更能忍受这种状况。

或许您只是不清楚从何入手。如果有人愿意提供帮助，但您不确定如何让他们参与进来，那就列一个清单。每当您发现一个需求时，就将其记录在笔记本上并注明日期，然后将它添加到清单中，以便其他人查看。请确保您的描述具体明确；这样，别人就能清楚地知道他们可以如何提供帮助。可能的想法包括：

"我需要人帮忙割草（或铲雪）。"

"爸爸最喜欢吃意大利面，您愿意做吗？您愿意每隔 7 天来做一次吗？谢谢！"

"爸爸妈妈想去做礼拜，他们周六需要搭车。"

"每周一和周三我上班的时候，我可以送爸爸去老年活动中心，这样他就不用一个人在家待一天。"觉得很难？认为自己不能说"是"？当照护者的负罪感悄悄袭来，或对您的心灵和情感造成全面冲击，请花点时间想一想您所做的一切好事情。真诚地认可您的时间、爱、奉献和承诺有助于减少照护者的内疚感。有些阿尔茨海默病患者可能会变得矫揉造作，将内疚感强加给他人。也许他们一生都是如此。请再次鼓起勇气，记住当您照顾好自己，您就能更好地照顾您的亲人。当然您不希望对自己的照顾角色感到痛苦和怨恨；休息和接受帮助将保护您免受负面情绪和情感的影响，这些负面情绪和情感会对您的精神造成伤害，并殃及您的亲人。

家庭差异

您深爱之人或许需要精简所处环境，搬至一处更小的居住空间。搬家实属不易，不过简化搬家的流程，能够助力您的亲人安全且惬意地在家颐养天年。这类过渡对未来的规划颇有益处。尽早就规划展开交流，切勿拖延。

随着病情的发展，一些家庭在财务决策方面会经历重大冲突。家庭为金钱和资源而争吵已经不是什么新鲜事了。这时，作为照护者就会变得尤为紧张和压力大。确保您了解亲人的愿望。

有时，家庭必须花钱请人来帮忙。在罗杰的故事第二部分（第104页）中，家人不得不在珍妮休养期间支付辅助生活费用，但这笔钱花得很值。事实上，有些家庭成员一提到钱，即便是为患病亲人提供照护或设备的钱，也会大发雷霆，大吵大闹。

其他家庭成员也会支持您，您可以与那些支持您的家人或朋友合作。当您必须与不支持您的人交流时，尽量减少交流。也许他们不需要参与每一个决定，特别是如果您知道他们会让您为难。家庭可以是最大的支持来源，也可以是最大的压力来源。

深入了解阿尔茨海默病

确保您亲人的安全、得到良好的照护应该始终是我们的行动准则。随着他们的大脑持续萎缩，您的亲人会逐渐失去生活自理能力，需要更多的照顾和支持。依赖他人会唤起当事人的愤怒或悲伤情绪。相反，您深

爱的人可能并不理解他们所失去的一切。作为照护者，您有责任帮助您的亲人获得安全感、保障和爱。站在他们的立场上，想象一下当您走在树林中的小路上，您会非常不安，然后不小心偏离了小路，迷失了方向。您没有食物和水，天色渐暗，没有人知道您在哪里，周围是树木和黑暗。您开始不知所措，心烦意乱，心跳加速，冷汗直冒，呼吸急促。这时，黑暗中有人轻轻拉起您的手，带您走出树林，走向一个房间。当他们给您一条毯子，您开始感觉暖和起来。他们把一杯茶放在您的手里，在您旁边的盘子里放了一些东西。您的心跳减慢，开始感到平静和温暖。您知道自己现在很安全。

说什么

作为照护者，您可能知道需要做些什么，也可能毫无头绪。在整个过程中，要继续询问您的亲人现在需要哪种类型的照护，以及他们将来需要什么。他们是否应该搬出自己的家？

您，或其他人，是否应该搬来与他们同住？改变照护模式可能是您要做出的最重大的决定之一。以下是您可以采取的方法：

"妈，我们都觉得是时候让芭芭拉搬到您家住一段时间了。"

"妈，搬到小一点的公寓，会更容易打理，而且离我们更近。"

"爸，我们能开始清理一下这里的杂物吗？我们担心您会被绊倒，会摔倒。"

"爸，如果我们不清理这些杂物，您可能会被绊倒，会摔倒，我们可不想看到您进医院。"

"爸，妈，当你们接受一点帮助，你们就能更长久地维持我们的家。你们想要 100% 的自由和独立，但如果你们允许我们帮助你们承担 10% 的责任，那么你们仍将拥有 90% 的独立。我们希望你们能一起住在家里，但是爸，妈需要更多的照顾，我们需要确保您能处理好这一切。"

当家人为财产起争执，您可以说："妈，我们可以给所有东西贴上标签，然后您来决定如何分配。"

在面对艰难的讨论，有一个决定性的因素可以帮助您始终牢记最重要的一点，那就是您深爱的人必须是安全的，必须有人照顾或监护。在进行这些讨论时，请寻求那些能够提供帮助的人的支持。

做什么

当您帮助您的亲人完成一项体力活，比如帮他们扣衬衫扣子，与他们交谈是很重要的。当您的亲人在树林中感到迷失方向时，一双温柔的手指引他们走到安全的地方，那就是您！是您的手带领他们走出恐怖之地，给予他们安慰。您的善良、耐心、冷静和喜爱可以成为生命线，尤其是当情况失控或您的亲人心烦意乱、迷失方向时。尽管如此，让别人帮助我们上厕所是违背人性的。

这让人很不舒服，也令人很尴尬，所以，即使是现在，也要尽力维护亲人的尊严，给予他们应有的尊重。

当您还在积极照顾您的亲人时，最好开始参观一些长期照护机构，并在网上查看它们的评级。如果您心中已有几家心仪的机构，那么一旦发生危机，执行计划就会更加容易。尽一切可能避免仓促作出决定。收集信息并妥善存储，以备不时之需。让全家人都参与其中也许没有必要，甚至是无益的。但是，您可以准备一些想法，以便在您决定与其他相关人员交谈时使用。例如："我参观了一些设施，其中三家的评价都很好。你想了解更多吗？"

对于大多数家庭来说，将亲人留在家中是唯一的决定，别无选择。如果是这种情况，您需要找一家提供照护服务的机构，或者私下雇佣一位家人的朋友或其他可信赖的人来帮忙。

如果您真的请人来帮忙照顾您的亲人，请确保将所有药物、现金、支票和贵重物品锁好。许多机构在筛选员工方面做得非常好，但有些机构则不然。采取一些基本的预防措施来保护您的亲人及其个人身份和财产。

与您的亲人交谈，请使用简短和温馨的用词用语。向他们保证您会尽一切努力让他们感到舒适、快乐和安全。对于米娅、珍妮和罗杰来说，当罗杰回到家，珍妮握着他的手，他们坐在门廊上，珍妮给他唱他们最喜欢的歌。罗杰充满爱意地对珍妮微笑。他再也叫不出她的名字，但他知道自己是被爱着的。

俗话说"好心没好报"，在很多时候，您都会不受深爱的人和其他家庭成员的欢迎。如果您把安全和照顾放在首位，您就会从心底里知道，您已经做得很好，并将继续尽最大努力，而其他人只需要适应就可以了。

请教医生什么

因为您无法想象就诊时没有它，所以您一定会提前准备好笔记本，上面写满了您最新的问题、行为和能力的变化以及当前的药物和剂量。您可能需要了解的问

题包括：

· 当他们大小便失禁时会发生什么？

· 我的亲人是否在走下坡路？

· 目前的药物是否仍然需要和有益？根据最近的变化，您是否可以考虑新的药物？

· 是否到了转入更高级别照护的时候了？

· 我们该如何改变环境以保证亲人的安全？

· 如何让他们喝足够多的水？他们每天需要多少毫升水？

· 医生，您还有其他建议或意见吗？

自我照顾

当照顾的篇章开始累加时，这段照护旅程可能已经持续了好几年。这确实就像在跑马拉松，而不是短跑。有精力充沛的时刻，也有精疲力竭、彻底绝望的时刻。这时，自我照顾可以拯救您。休息一下，暂时离开困境，会让您重新焕发活力。您只是一个普通人，照顾阿尔茨海默病患者需要的永远不止一个人，请寻求帮助。珍妮试图独自处理所有事情，结果变得不堪重负，然后她就受伤了。

与好友一同散步或细品一杯咖啡。约上好友，打一场高尔夫球——9洞球场，就这么简单。自我照顾是孤独和绝望的良药。您值得休息，您已经赢得了属于自己的时间。请不要牺牲自我，这对任何人来说都是不必要的，也是不健康的。作为一个目睹了数以百计的老年痴呆症照护者的经历的人，我可以肯定地说：定期的自我照顾将帮助您顺利完成照护工作这一场马拉松。

> ## 铭记于心
>
> 当您跑马拉松时，需要在途中补充水分，对吗？同样的，您也必须做点什么来提振精神，哪怕这些事情看似微不足道。为什么不将其中一件事设定为享受一顿美食呢？为自己安排一个小小的仪式，比如一大杯热巧克力配上生奶油，或者是一杯甜茶配上一片新鲜柠檬。无论用什么方式，都能振奋您的精神，滋养您的灵魂。品尝最喜欢的巧克力甜点或甜筒冰淇淋，让自己沉醉其中。很可能您还没有花时间去享受一些您特别钟爱的东西。也许您最喜欢的甜点是奶油煎饼卷或

果仁蜜饼，也许您最喜欢在小酒馆里享用一盘意大利面和肉丸。如果您不能在外面吃，可以叫外卖，带回家放在特制的盘子里，尽情享用。

记住那些您喜欢的小事。它们可能已经被琐事、决定和约会所遗忘。犒劳一下自己吧，这是您应得的，它将从字面上和象征意义上滋养您的精神。

"放纵自己的方式多种多样：品尝一口美味的巧克力、享受一次热石按摩、安排 7 天的巴黎之旅，或者沉浸在书中 20 分钟。"

——吉娜·格林利

第三部分

后期阶段

随着疾病发展到中后期，并最终发展到晚期，我们将探讨您和亲人可能经历的各种情况。我们还将介绍一些实用的技巧和策略，帮助您应对这一阶段可能出现的常见情况。阿尔茨海默病的终末期可能持续几个月，也可能长达两年。这是一段漫长的旅程，但知识一直都是您的好帮手，当您代表亲人和自己作出深思熟虑的明智选择时，本书的照护知识将继续为您服务。

第十章

拥抱当下

罗西的故事

罗西是这个大家庭的女主人。她生了七个孩子，还收养了三个寄养孩子。罗西与文森特共同走过了 55 年的婚姻生活，直到 11 年前文森特因胰腺癌去世。文森特去世后，家人很快发现罗西变得神志不清、容易迷失方向，而且突然害怕独自一人待在家里。家人认为罗西是因失去文森特而悲痛欲绝。几个月后，经过多次医疗评估，罗西被诊断出患有阿尔茨海默病。回想起来，家人意识到文森特多年来一直照顾着罗西，即使她变得越来越糊涂，记忆力越来越差。自罗西确诊以来的 11 年里，家人一直悉心照料她，让她一直待在家里，但现在，罗西已经进入了阿尔茨海默病的晚期。

期待什么

您的亲人需要全面的照顾，与此同时，他们将继续需要您无条件的爱和支持。他们的需求已经发生了变化，对您的依赖也将达到一个新高度。您的照护角色将再次发生变化，您需要继续保持灵活、诚实的态度，并坚定地致力于维护您亲人的尊严和生活质量。

在本章中，我们将介绍疾病晚期可能出现的许多常见问题，包括：

· 预期悲伤。

· 放手。

· 在当下寻找快乐。

· 全心全意陪伴爱人。

预期悲伤

在疾病发展的过程中，您一直守护着您的亲人，照顾着他们，保证他们的安全。随着时间的流逝，您逐渐学会了调整自己的方式和改变自己的期望。然而，不幸的是，在这个过程中，您目睹了亲人的"退化"和改变，而您的世界也将从此不同。

目睹至亲至爱长期在病魔折磨下挣扎、日渐衰弱，而自己无力阻止这一毁灭性的疾病进程，照护工作可能会激发负面或复杂的情绪。照护者产生与失去亲人有关的悲伤情绪是非常正常的。您可能听说过悲伤的几个阶段：否认、愤怒、内疚、悲伤和接受。人们并不一定会按照确切的顺序经历这些情绪，而且随着时间的流逝，您可能会进入或退出不同的阶段——每个人的悲伤经历都不尽相同。只要知道，无论您感觉如何，您的照顾对您的亲人来说都是一份珍贵的礼物。想一想您所做的一切好事！在没有人注意的时候，您照顾您的亲人。当您感到失落时，一定要直面自己的感受，但也一定要花时间想一想您所做的一切好事。您在他们最需要的时候伸出了援手，给予他们关怀、安慰，竭尽所能提供了他们所需的最佳生活质量。

放手

然而，照顾患有阿尔茨海默病的亲人所需要面对的残酷现实是，在疾病的各个阶段，您不得不一点点地放手。从早期到中期，您已经逐渐适应了每一个新阶段的衰退。

现在，当您面临疾病的晚期阶段，是时候思考如何放下那些内疚、疲惫或愤怒的情绪，试着在内心深处寻找一些平静。也许您需要从物理层面放手，让别人来助您一臂之力，因为照护工作的确需要一个团队的支持。无论是情感层面的还是物理层面的"放手",您依然可以做很多事情来确保您的亲人感到舒适并得到优质的照护。

寻找当下的快乐

寻找与爱的人一起微笑的理由。如果找不到,那就创造一个。拿出一些照片,谈论一段特别的回忆,创造在一起的欢乐时刻。活在当下可以让您放松,体验当您静下心来专注于积极的事物时所产生的视觉、听觉和感觉。一起喝杯茶,透过窗户看鸟儿,或去户外呼吸新鲜空气。寻找快乐可以持续片刻或更长的时间,但它带来的平和感和联系感却是持久的。

深入了解阿尔茨海默病

在阿尔茨海默病晚期,大脑持续萎缩,造成组织损伤和神经细胞死亡。此时,大脑受损的区域已经非常广泛,大部分大脑区域都受到了疾病的影响。您的亲人可能会丧失交流和自理能力。他们可能会失去控制面部表情的能力;这有时会使交流变得困难。想知道他们的感受可能很困难,因此可能需要站在他们的角度进行猜测。举例，如果您每天在躺椅上坐 20 小时，大部分时间都在打盹，在您清醒的时候，您想看什么？什么会让您感到快乐？为您爱的人思考同样的问题——想一想什么会让他们感到快乐和满足。

全身心与挚爱相伴

在当下找到快乐，会让您能够与深爱的人全身心相伴。当你们坐在一起，不要去想家务、任务、就诊、计划膳食、协调照护、支付账单、未来——所有这些。这不需要太复杂。只需要将全部注意力集中在美好的回忆、所珍视的事物上，或者只是享受此刻的相伴，这就会让您获得那份完全存在于当下的礼物。

说什么

当您与处于病情严重阶段的亲人互动，请继续与他们交谈，用充满爱意和尊重的态度与他们沟通，并解释您可能在做的事情。您可以简单地表达您的想法：

"嗨，妈，我把窗户打开一点，让新鲜空气进来。来，喝口水，我给您拿点零食。"

"妈，我们到走廊上去吧。今天下午天气真好。"（您可以确保他们坐得舒服，然后坐在他们旁边。）

"来，爸，看这张我们游泳时的照片。夏天去湖边很好玩。"（如果他没有反应，就微笑着告诉他你们在一起有多开心。）

谈话时要保持愉快和乐观，尽量真实。没有必要表现得与众不同或装腔作势。当您遇到不顺心的事情，要坦诚，但尽量不要向您爱的人倾诉悲伤或难过。

"亲爱的，我今天心情不好，我们还是安静地坐着看电影吧。"

"对不起，我今天有点暴躁。幸好我们还有彼此。"

做什么

在疾病的晚期，您可能需要对照护计划作出一些改变。这可能包括对居家环境作出另外的改变。如果您的亲人行动不便，行走成为一种挑战，您可能需要将他们的床移到离浴室更近的房间。减少走动有助于降低跌倒的概率。根据他们的能力来调整环境。预防跌倒是现阶段的首要任务，因为疾病已经影响到他们生活的方方面面。

当他们大小便失禁而且只能躺在床上，理想的情况是，您仍然希望浴室离您的亲人近一些，以帮助您处理大小便。此时，重要的是保持他们的清洁和干燥，保护他们的皮肤免受感染。如果您给他们洗海绵浴，在清洗和擦干时都要尽可能彻底，并检查他们的身体是否受刺激或感染。晾干时尽量将它们放在温暖、通风的地方。

对于照护者来说，了解压疮（又称褥疮）很重要。压疮是一种常见病，可以预防，但如果没有注意到早期的损害迹象，压疮就会恶化，变得非常疼痛或感染。压疮是指由于压力而受损的皮肤区域，有时也包括下面的组织。压疮可能发生在靠近皮肤的骨质部位。形成压疮的原因是皮肤的血液供应减少，皮肤缺乏氧气和营养。长时间保持同一姿势坐着或躺着是压疮的常见原因。

尤其是随着病情的不断恶化，阿尔茨海默病会增加压疮的风险，因为您的亲人可能行动和行走不便；就连不良的饮食习惯和脱水也会削弱皮肤的自我修复能力。大小便失禁会导致排泄物的湿气损伤皮肤。语言表达有困难可能会让您的亲人难以告诉您他们感到疼痛或想要移动。作为一个体贴、敏锐的照护者，您的角色至关重要，能让您的亲人在可能出现此类问题时感到舒适和安全。

您可以确保您的亲人不要一直保持一种姿势躺着，这样有助于预防压疮。必要时可以翻身。如果他们能意识到您的努力，您可以让他们前一天坐在床的一侧，第二天换到另一侧，这样他们就会被迫转动身体。您还可以每天将一台小电视从一侧移到另一侧。

此时，配偶也可能需要开始在不同的房间睡觉。也许是时候换张病床了。如果您的伴侣大小便失禁，他们可能会弄脏床单和被单。为家中添置一张病床可能有助于满足您爱人不断变化的需求。病床可以让您爱人坐起来，这将有助于喂食和喝水。将您的亲人从病床上扶起来要容易一些，因为您只需简单地摆动他们的双腿，而不必将他们从普通床上的卧姿扶起来。病床必须由医生开具医嘱，并且是医疗必需品，保险才会赔付。不过，像这样的适应性设备可以帮助您提供更高水平的照护，并防止您在试图移动或协助您的亲人时受伤。

眼睁睁地看着深爱的人病情恶化，会给家人带来很大的压力。作为照护者，您的部分职责可能是维持家庭成员之间的和睦。由于这一时期紧张和压力不断增加，有时家人之间难免会出现争吵。您可能需要集思广益，制定一些减少冲突的策略，努力维持家庭和睦。立志成为理智的代言人——的确需要有人这样做！

需要作出改变和决定的时刻，往往是家庭中争吵最激烈的时刻。

以下是一些常见的可以帮助减少冲突的策略：

- 在谈话中，你们一致同意冷静地听取他人的意见。
- 如果发生冲突，选择最简单的方式解决，避免争吵。
- 注意语气和音量。记住，在亲人面前大喊大叫会让他们感到非常不安。
- 尽可能灵活变通——争吵真的有意义吗？
- 请始终牢记，是什么让您的亲人感到幸福、满足，并能够得到优质的照护。

　　将注意力集中在您的亲人身上，而不是家庭闹剧上。这种心态将有助于指导您作出艰难的决定。这也将为和平解决问题奠定基调，并帮助您与亲人保持联系。

　　同时，尽可能关注积极的一面。看看您所做的积极的工作——您所作的承诺和您所走过的旅程都是值得花费时间的。当您把注意力集中在积极的方面时，它会帮助您在这段旅程中寻找到快乐的机会。在您的亲人最需要您的陪伴、关爱和安慰的时候，专注于积极的一面可以让您全身心地陪伴在他们身边。当您决定把注意力集中在积极的方面，保持平静，享受点滴时光，您就会给您的亲人带来有意义的、丰富的生活。

请教医生什么

与往常一样，请提前将您的问题写在笔记本上，同时附上当前药物和剂量的清单，以及有关健康和行为变化的信息。以下是一些需要讨论的问题：

· 他们应该吃多少，如果他们只吃冰淇淋或吐司加花生酱等特定食物怎么办？如果他们的饮食选择变得非常有限，会产生什么影响？
· 他们应该喝多少毫升水？
· 是否需要停用或添加药物？
· 我怎么知道他们是否感到疼痛或患有其他疾病？
· 您有什么建议可以让他们保持舒适并预防压疮、感染或疾病？

自我照顾

随着您深爱的人的衰退，您可能会发现自己有了更多的空闲时间。他们可能睡得更频繁了，他们离家出走或在餐厅大吵

大闹的日子可能已经过去了。然而，阿尔茨海默病晚期带来的
情感包袱可能会让人身心俱疲。照顾好自己仍然格外重要。随
着时间的流逝，当您逐渐放手，看着您的亲人发生变化，您可
能会感到悲伤和疲惫。让我们来谈一谈当您这样做时，如何消
除这些影响：

- ·关注积极因素。
- ·寻求并接受帮助。
- ·践行自我关怀。

关注积极面

您是否听过这样一句话："您可以选择过愉快的一天，也
可以选择过不愉快的一天"？当您决定把注意力集中在积极的
方面，您就会告诉自己的头脑和内心，一切都会好起来的。也
许世界并不完美，也许您身边充斥着紧张和纷争，但不要纠结
于此，要把精力转向积极的方面。积极的态度将帮助您超越来
自外部力量的压力。积极思考的力量非常强大，您的身心和健
康都会因此而感谢您。它可以降低您的血压，缓解压力对身体
的影响，并在您最需要的时候为您提供强大的复原力。

求助

寻求帮助可能很难。随着病情的发展，照护水平也在不断提高。您可能已经在某些方面寻求过帮助。在照顾您的亲人方面，没有人比您做得更好。当您请求帮助时，请做好接受帮助的准备，即使任务的完成方式可能与您的方式不同。花点时间欣赏一下别人所作的努力——别人花时间与您深爱的人在一起，即使方式看起来有些不同。接受帮助需要巨大的勇气和谦卑。寻求帮助表明作为一名照护者，您已经变得很勇敢。也许您在时间安排上遇到了困难，也许您已经精疲力尽、不堪重负，终于准备好接受一些帮助。不管是什么原因，请试着接受帮助，因为您知道您会因此成为一个更健康的照护者。

自我关怀

当您的亲人进入疾病的严重阶段，与他们在一起会对您的情绪和身体健康造成影响。这是一段漫长的旅程，现在比以往任何时候都更需要对自己温柔以待。您一直在放手，随之而来的所有情绪都会影响您的健康和福祉。对自己好一点，温柔一点，别再自怨自艾了。给自己留点余地——您在这段旅程中已经做了了不起的工作。金无足赤，人无完人，您的倾心付出对您的亲人产生了深远的影响。现在，就像对待您的亲人一样慷慨地对待您自己吧。您提供的照护满满的都是爱、温柔和仁慈。现在，通过善待自己的想法和行为，将这些非凡的特质应用到自己身上。

铭记于心

您把注意力集中在积极的方面，放手并接受帮助——或者至少您在尝试。这些习惯的养成可能需要一点时间。想想您现在能为自己做什么。想想您能放下的一件小事。如果您的兄弟姐妹很讨厌，不帮忙，那就放手吧。然后，给自己一些特别的奖励。去散散步，和朋友共进午餐，或者去看电影。如果您不能出去，那就来个迷你假期——放弃日常作息，整天穿着睡衣，洗个泡泡浴。无论今天您为自己做了什么，都不要后悔——只要珍惜当下——这是您应得的。

"身心健康的秘诀不是为过去哀悼，不是为未来担忧，也不是预想烦恼，而是明智而认真地活在当下。"

——佛教传道协会

第十一章

非语言交流

尼克的故事

当塔比的父亲开始进入阿尔茨海默病的严重阶段，她被召唤来一起照顾他。塔比和父亲关系已经疏远了 15 年。尼克一直是一个非常易怒的人，在塔比的生活中并没有太强的存在感。事实上，在塔比 7 岁的时候，母亲就带着她离开了尼克。她对父亲的记忆并不好，只记得他总是大喊大叫。在她的成长过程中，她见过他几次，后来在她的高中和大学毕业时，他给了她一张 100 美元的钞票，说很高兴见到她。随着时间的流逝，她逐渐淡忘他大喊大叫的场景，继续过着自己的生活。

多年后的今天，塔比被喊去照顾她的父亲，她的父亲长期住在养老院里。她记忆中那个大嗓门的男人如今已年迈体弱，头发花白，肤色暗沉。当塔比走进房间，她说："嘿，爸爸。"尼克抬起头，微微一笑；有那么一瞬间，他的眼神仿佛是认出了她。塔比流泪了，她立刻感激自己做出来看他的决定。

期待什么

　　阿尔茨海默病对大脑造成的损伤会导致您的亲人完全依赖他人的照顾。这种照护包括帮助进行日常生活活动，如梳洗、如厕、洗澡、擦拭和自我清洁。"全面照护"是指疗养院和长期照护机构提供的照护服务。一般来说，要提供全面的照护，需要一个团队来满足您亲人的所有需求，这是一项全天候的责任。您的亲人行动会越来越困难，最终将无法行走。

　　在陪伴亲人走过这段旅程的过程中，沟通方式将大不相同。在疾病的严重阶段，您的亲人最终将失去说话的能力。当您的亲人身体发生特殊变化，您需要密切关注他们咀嚼、吞咽食物和液体的能力。随着疾病发展到严重阶段，窒息可能会成为一个严重的问题。

随着照护水平的提高，您的角色也将发生转变。所需的照护类型将以确保亲人感到舒适、与他们保持联系为基础。在这个阶段，有用的照护原则包括：

- 无以言说的亲近。
- 触摸的重要性。
- 闭上双眼，用耳朵和心感受。
- 新的、更安静的相处方式。

在这一阶段，您会发现长期以来繁忙的照护工作开始放缓。是的，他们需要全天候的照护，但节奏会发生很大的变化。无论您的亲人还在家中，还是已经过渡到了专业照护机构，照护类型都会有所不同。

亲密无间

这部分照护工作需要一种全新的方法，您可能会感到非常陌生。在过去的几年里，您一直忙于帮助、照顾、协调和打理几乎所有的事情。现在，即使您的亲人需要全面地照顾，您也需要采取更缓慢、更平静和更多观察的方式。当您的亲人无法再用他们习惯的方式进行交流时，您需要找到新的方式与他们建立联系，并对其他迹象和交流方式作出回应。您比任何人都了解您的亲人。注意观察他们的身体反应或手势——微微一笑或手掌朝上转动一下。当他们的双眼睁开的时候，请寻找他们眼里那抹闪烁的光芒。一旦您看到，请温柔地与他们交流；用微笑给予他们安慰、支持和赞赏。帮他们穿衣服的时候，让他们穿上最喜欢的舒适衣服，以此来维护他们的尊严和身份。

与亲人的亲密关系是难以言喻的，因为您知道什么能带给他们快乐和满足。这一奉献为您提供了一个独特的机会，让您能够为深爱的人提供最贴心的照顾，当您与深爱的人的亲密关系超越言语时，您的行动胜过千言万语。

触摸的重要性

您能给予的最深远的善举之一，就是通过触摸传递关怀。当您与亲人交谈，轻轻握住他们的手，这将有助于维系你们之间的情感。轻轻地拍拍他们的手、胳膊或肩膀，会让您的亲人感受到您的关心，知晓您就在他们身边。此外，您还可以扮演教育者的角色。告诉其他家庭成员或来访者，温柔地握手和轻声交谈带来的好处。这也能让其他家庭成员的联系更加密切，也能为那些不太熟悉亲人当前健康状况的人提供指导和鼓励，帮助他们减轻紧张和不适感。您的亲人比以往任何时候都更需要亲密接触。有些来探望的人可能会担心，如果他们触摸您的亲人，会伤害到他们。对于那些害怕或不了解这种疾病的人，请耐心解释。

闭上双眼，用耳朵和心感受

您的亲人现在通过感官来体验世界。在疾病的严重阶段，触觉、嗅觉、视觉、听觉和味觉都有助于让您的亲人保持舒适和平静。研究表明，如果他们闭上眼睛，他们仍然可以感知周围空间发生的一切。如果人们在争吵，他们的心率可能会加快，情绪可能会激动，因此让他们的世界没有压力和纷争是非常重要的。不要在房间里讨论敏感话题，远离他们。他们的身体可能被困住了，但他们的心是敞开的——不要低估环境对他们感受的影响力。

新颖且宁静的共处方式

随着病情的发展，您所承担的责任再次转变，您将探索出新的、具有创造性的相处方式。这将是你们可以分享的更平静、更安静的时刻。对于您的亲人来说，维护他们的尊严必须是所有互动的重中之重。放慢脚步，对调整日常作息持开放态度将有助于保持他们的生活质量。

现在的生活质量已大不相同。您见证了疾病如何改变您的亲人。同时，您自己可能也发生了改变。在重症阶段，是时候接受另一种新的生活模式了。敞开心扉，学习新的应对方法。回想与亲人共享的欢笑、故事和时刻。重温你们共同拥有的温馨且美好的回忆，可以在脑海中回想，也可以大声说出来，让您爱的人听到。这是一段漫长的旅程，现在是以更安静、更柔和的方式一起探寻快乐的时候了。

深入了解阿尔茨海默病

随着病情发展到严重阶段，大脑在许多功能上已无法有效指导身体。功能障碍的破坏性极大，因此患者需要全天候的照护。此刻，我们不能再让深爱的人独处了。阿尔茨海默病的有趣现象是，您的亲人可能对音乐或他们最喜欢的宠物仍有反应。他们的情感记忆可能仍然部分完好，事实上，即使在阿尔茨海默病的严重阶段，大脑仍然会对感官刺激作出反应。当他们听到熟悉而悦耳的声音，如婴儿的笑声或猫咪的呼噜声，这些声音会让他们感到非常舒心。

说什么

虽然您的亲人可能已经无法对您所说的话作出口头回应，但您仍然可以用关爱和安抚的语气对他们说话。

"爸，我去趟药房。我出去的时候护士会在这里陪您。我一会儿就回来。"（如果护士是家庭健康助理或雇工，您可能不需要解释这一点，简明扼要即可。）

"亲爱的老爸，您可能出了点意外。我帮您换件衣服，这样您会舒服些。我希望您能暖和、干净、干爽。"（然后在您帮他们换衣服的时候放点音乐。）

"爸，我要把床升起来，这样您就能喝口水了。也许等会儿我们还能吃点冰淇淋。"

"爸，您的手今天真暖和。还记得我们去滑雪橇，快把鼻子冻掉的那次吗？真是太好玩了！"

有时，最有力的时刻是无声的时刻。

做什么

您深爱的人可能不会再叫您的名字。相反，您要感激您能让他们微笑，感激您能看到他们眼中的火花，哪怕只是一瞬间。您可以弹唱或哼唱他们最喜欢的歌曲，因为您心里知道这给他们带来了无尽的快乐。也许您无法完美地演绎一首曲子，但您仍然可以唱或哼，然后自嘲一下，希望没有人在录制您的歌声。

与心爱的人分享生活中的乐趣能够让你们建立联系。在花瓶中插上一些鲜花或几枝新剪的常青树枝，这将为房间带来怡人的自然芬芳。拉开窗帘，让阳光洒满整个房间。

如果可能，带您的亲人到户外呼吸新鲜空气，或为他们打开窗户。让您的亲人在房间里感到舒适——当他们不能说话或自己做事情时，这一点非常重要。让阳光照射进来是一个极佳的做法。您深知亲人的喜好；凡事尽可能保持一致性，为他们提供稳定、可靠的舒适和照护。

以下是一些您可以提供安慰的其他方法：

· 对处于疾病严重阶段的亲人来说，音乐是最能给他们安慰的感觉之一。来听音乐吧。

· 在手上涂抹他们最喜欢的芳香乳液。

· 如果洗头和梳头能让他们感到舒服，那就给他们洗头和梳头。

· 手牵手——这会让你们都感到安心。

· 帮助他们抚摸自己喜欢的动物——对有些人来说，最好的安慰就是抚摸毛茸茸的、有四条腿的宠物。

请教医生什么

让您的亲人就诊可能会变得非常困难。让他们保持舒适是最后阶段的首要目标。最后阶段可能不需要看医生。您可以给医生打电话，与他们一起通过电话协调照护需求。但是，如果您真的要去看医生，请带上事先写好问题的笔记本以及药物和剂量清单。告诉医生行为的变化和可能的诱发因素。

其他问题可能包括：

· 此时可以停用任何药物吗？

· 您认为我的亲人还能活多久？

· 他们是否应该搬家？

· 我怎么知道我是否已经完全满足了他们的需求？

· 我们需要复诊，还是应该再预约一次看诊？

· 如果他们出现吞咽困难，该怎么办？

· 如果我有问题，可以打电话咨询您吗？

自我照顾

您正在学习与亲人沟通的新方法，努力让他们感受到爱和舒适。您要调动他们的感官，让他们与周围的环境和身边的人保持联系。想一想如何调动自己的感官，帮助减轻照护工作的压力。您最喜欢的乳液或香水是什么？也许是薰衣草，也许是柠檬，也许是玫瑰。也许是肉桂或香草，或者是您深爱的两种香草的组合。也许是让您感到愉悦的留兰香或清凉薄荷。

现在，照顾自己的方式可能与以前不同了。花点时间反思一下，重温一下您曾经经历过的让您非常快乐和满足的事情。也许您去听了一场音乐会或看了一场戏剧，或者看了您最喜欢的乐队的演出。您能听到音乐吗？听一听——您会感觉更好。自我照顾仍然非常重要；这是一段漫长的旅程。

对您来说，同样重要的是不要孤立自己。在这段艰难的旅程中，保持与他人的联系，让自己脚踏实地，感受到支持。您可能会意识到，几周或几个月过去了，您一直在尽心尽力地照顾亲人，以至于没有见过您最好的朋友，也没有与伴侣共度时光。自我照顾的一部分就是用爱和支持包围自己。也许您现在只能面对一个人，而不是一群人。这完全没有问题。如果可能的话，至少抽出一小时，走出去，休息一下。可以哭一哭，笑一笑，做一些傻事，站在雨中，用舌头接住雪花，把脚趾伸进沙子里，或者赤脚走在草地上。然后，深呼吸，告诉自己，您很特别，您能行！

铭记于心

在调动您自己和所爱之人感官的同时，今天，也为自己做一件事吧。花一点时间享受自己的一切。回归内心。闭上双眼冥想，或进行 10 分钟的深呼吸。戴上耳机或耳塞，沉浸在自己喜欢的歌曲之中。今天，留给自己足够的时间，做一件事或者两件事来宠爱自己……

"我知道，人们会忘记您说过的话，人们会忘记您做过的事，但人们永远不会忘记您给他们带来的感受。"

——玛雅·安吉露

第十二章

临终关怀

以赛亚的故事

以赛亚和莫娜在五十多岁时相遇，她成了他一生的挚爱。他们已经相伴走过 21 个春秋，虽然没有正式的结婚仪式，但彼此深爱着对方。在一起 16 年后，莫娜开始注意到，以赛亚变得越来越健忘，重要的东西也放错了位置。以赛亚被诊断出患有阿尔茨海默病，病情发展仅用了 7 年时间。以赛亚已经走到了生命的尽头，莫娜希望确保他能得到舒适和良好的照顾。由于病情发展迅速，莫娜正在努力确保以赛亚的所有事务都井井有条，因为她要在他生命的最后时刻照顾他。

期待什么

　　您如何知道什么时候该决定让您的亲人接受安宁疗护？安宁疗护是为临终患者提供的专门照护。它可以在家中或安宁疗护机构中提供。在阿尔茨海默病的晚期，您的亲人非常容易受到感染，尤其是肺炎。如果他们已经大小便失禁，这是很有可能的，那么确保您的亲人保持清洁和干燥，保护皮肤并降低皮肤撕裂、瘀伤和皮肤破损的风险就非常重要。使用适当的吸收和保护产品是照护计划的重要组成部分。可能需要更多的人来帮助进行这种专门的个人照护。很多时候需要临终关怀。这个决定可能会很困难，但它可以帮助您为亲人提供最好的照护。

　　您需要考虑的一些因素：

· 与家人交谈。

· 作出决定。

· 舒适照护。

· 在家或外出。

与家人交谈

　　当您就引入临终关怀服务一事咨询家人，您就清楚地表明这是您亲人生命的终结。当务之急是要知道谁和您是一队的。当您与家人谈论临终关怀，这个情绪化的话题可能会迅速升级。开始时，您只想找那些能真正帮助您解决这个问题的人。当您知道谁是您的最佳盟友，您就会希望在谈论临终关怀时得到他们的支持和帮助。

如果像很多人一样，您的家庭情况复杂，首先要收集有关服务和支持的信息，从而最好地满足您深爱的人的需求。准备好在与其他家庭成员接触时解释您所了解到的情况，尤其是那些可能比较难相处的人。您可能会发现，当一些亲属得知您的亲人已进入生命的最后阶段时，他们会突然出现。在与家人交谈时，身边要有几个能支持您的人。

作出决定

作出选择安宁疗护的决定可能会非常困难；相反，您可能会发现这个决定是正确的。您应该知道的是，安宁疗护提供了一个跨学科专家组成的团队，他们将帮助您以充满尊严和尊重的方式照顾您的亲人。此外，安宁疗护还提供咨询服务和心理咨询，帮助照护者应对各种挑战。

安宁疗护会帮助您识别死亡的征兆。安宁疗护服务还包括提供让您的亲人保持舒适所需的耐用医疗设备，如病床。当您亲人的需求发生变化，护士可以调整药物和照护计划。个人照护助理可以帮助进行沐浴、梳洗和其他个人照护。安宁疗护社工可以帮助整合其他有利于您亲人的资源。如果您的亲人愿意，还可以在心灵顾问的帮助下建立心灵联系。当一个家庭决定让安宁疗护介入，并不意味着他们放弃了所有的控制权或希望。安宁疗护的重点是提供全面的照护，让您的亲人在有效控制症状的情况下舒适、平静地度过最后的时光。

在家或外出

提供临终关怀需要特殊的技能，这些技能必须与敏感性和确保您亲人生活质量的承诺相平衡。如果您多年来一直是主要照护者，那么在这个阶段提供所需的照护可能会让您感到不安。如果决定让您的亲人在生命的最后阶段留在家中，那么制订一个计划并在发生危机或亲人去世时做好准备是非常重要的。计划让您的亲人留在家中可能是最理想的目标。如果您的亲人患有其他并发症，这导致在家中提供照护变得复杂，那么你们可能需要一个团队来为您的亲人提供恰到好处的照护。这时就需要将您的亲人转移到安宁疗护之家或提供安宁疗护服务的长期照护机构。有些医院内有一些临终关怀床位。无论您是否决定让您的亲人继续留在医院，您都可以将其转移到安宁疗护之家或提供安宁疗护服务的长期照护机构。请记住，目的是要让您的亲人保持舒适、平静并得到良好的照顾。

深入了解阿尔茨海默病

在阿尔茨海默病的晚期，大脑受到非常严重的损伤，身体再也无法完成最基本的功能。大脑无法发送必要的信息，为身体的大部分部位提供方向。例如，当您的亲人试图进食时，他们的舌头可能不再"知道如何"进食，这导致窒息成为一个严重的问题。大脑受损，所以身体无法正常运作。音乐可以舒缓情绪，安静的交谈也可以带来安慰。从医学的角度来看，您的亲人身体非常虚弱，容易受到感染和伤害。这意味着他们可能只能卧床不起，需要全面的照护来满足所有需求。在阿尔茨海默病的最后阶段，您的亲人将需要特殊的照护，以确保尊重、尊严和身体舒适，直到生命的最后一刻。

说什么

您的言语应侧重在安宁的环境中为您的亲人提供安慰。
"妈，我们非常爱您。医生建议采取临终关怀来帮我们照顾您。"

"妈，临终关怀的护士和社工会帮我们制订一个计划，让您尽可能感到舒适。"

家庭对话

"妈妈患老年痴呆症已经很多年了。是时候让她离开了，安宁疗护将帮助我们让她感到舒适。"

"妈妈的医生推荐了安宁疗护，帮助她获得目前所需的照护水平。"

"我们不能再让妈妈待在家里了，过去三周救护车已经来了四次。我们无法再照顾她了。"

"每次出事都要去急诊室，这对妈妈来说太难了。这是我们做过的最艰难的决定。"

"我答应过妈，要把她留在家里，绝不送她去养老院。她不断受到感染，我无法再让她保持舒适。昼夜不停地照护让我不堪重负，我不能再看着她受苦了。妈需要一个专业团队来帮助她保持舒适。我很伤心，但这是为她做的正确的事情。"

做什么

　　您能做的就是让您的亲人保持舒适。这是一段漫长的旅程，您已经做了很多。让您的亲人远离压力和紧张。根据需要随时与安宁疗护工作人员联系；他们全天候为您和您的亲人提供支持。随时通知家人，或者指定一个人让他们给您以外的人打电话。当他们接近生命的终点，这时候了解团队成员构成非常重要，因为可以委派一些任务给他们，让您腾出时间，这样您就可以陪伴在亲人身边。在他们生命即将结束的时刻，将他们的宠物留在身边，或者放置那些您知道会给他们带来安慰的物品。重视无声的交流；这可能是与亲人保持联系的最有力的方法。温柔的抚摸、音乐和关于美好回忆的轻声交谈会给所有在场的人带来安慰。

请教医生什么

如果您的亲人仍在就医，请带上写有您的问题、药物清单和剂量的笔记本。与医生讨论任何病情变化或行为改变。

您可能会问一些问题：

· 安宁疗护的时间到了吗?

· 除了临终关怀, 还有其他选择吗?

· 我们怎么知道什么时候该让他们离开?

· 我们怎么知道他们什么时候会去世?

· 在这个阶段, 我还能为他们做些什么吗?

自我照顾

在阿尔茨海默病严重阶段的末期, 找到平静的心态可能是您给自己的最大礼物之一。当您做出影响您所爱之人的生活和照护的重大决定, 请对自己温和一些。要知道您已经尽了最大的努力。打电话给临终关怀机构可能真的很困难, 所以请在这方面得到一些支持。和一位值得信赖的朋友商量一下。您一直在学习放手, 每次放开一点点; 这是另一种程度的放手。避免他人的负面情绪, 谨慎对待自己。如果您不得不与难以相处的家庭成员沟通, 请尽量减少这种交流, 避免卷入争执——节省并保存您宝贵的精力。尽量减少与问题制造者进行不必要的交谈和互动。您很特别, 不值得被评判或批评。这是一段漫长的旅程, 您做得很好。接受这样一个事实: 您的照护工作让一切都变得不同。您的奉献和付出提高了您所爱之人的生活质量。此时此刻，您必须继续把自我照顾放在首位，因为此时您的情绪消耗特别大。

铭记于心

您一直在做困难的决定，所以今天考虑做一个更简单的决定：为自己做点好事。宠爱一下自己；也许可以多睡一会儿或打个盹。从责任中抽身出来，给您最好的朋友打电话，聊天，一起哈哈大笑。放轻松，为自己留点时间。

"笑能开肺，开肺能通气。"

——无名

第十三章

尊重遗愿

露丝的故事

露丝今年81岁，生活得很好。她养育了4个孩子，是一位深受学生爱戴的老师，她曾教过三年级和四年级的学生。她以严厉且公正出名，她热爱孩子。露丝在70岁时被诊断出患有阿尔茨海默病。在她生命的最后6个月之前，她的子女一直在家里照顾她，直到她因多种疾病无法自理而被送往疗养院。这需要一个团队积极提供全天候的照护，让她保持舒适。家人就近选择了一家养老院，几乎每天都去探望她。露丝得到了很好的照顾；虽然并不完美，但工作人员尽全力为她提供了一个充满爱的环境。露丝已经不能行走，所以她没有被安置在大多数阿尔茨海默病患者居住的安全、上锁的、以防止患者走失的房间。因为没有走失的危险，露丝得以住在一间半私密的房间，直到生命的最后一刻。

期待什么

这部分照护旅程可能会涉及情绪激动的时刻、艰难的决定和家庭问题。然而，最重要的任务是尊重和接受您亲人的遗愿。当您与深爱的人谈及他们的遗愿，这可能会让您感到情绪激动和不舒服，但这是必要的，因为这将有助于您和家人计划并完成预先指示。理想的情况是，你们在临终前就已经进行过这些对话。通过了解您深爱的人在生命末期想要什么，您就不必猜测和希望自己能做对。如果有房子、钱或车等资源，那么理顺财务状况将是至关重要的。应考虑讨论宗教和文化方面的因素，以确保传统得到尊重。了解您亲人的意愿将有助于最大限度地减少家庭分歧并保持和睦。

在本章中，我们将讨论的问题包括：

·预先指示。

· 宗教和文化期望。

· 捐赠大脑。

· 葬礼筹备计划。

预先指示

预先指示是必须填写的法律文件，用于纪念您亲人在生命末期的偏好。理想情况下，这些文件应在您的亲人进入阿尔茨海默病严重阶段之前完成。这些文件被称为生前遗嘱、授权书和健康照护委托书。对于大多数家庭来说，这些文件都是在亲人处于疾病中期时完成的（请参阅第 79 页）。委托书允许指定的人在您的亲人还在世时代表他们管理财务，但一旦您的亲人去世，委托书就会立即失效。

预先指示因地区而异，如果可能您应该寻求律师的帮助。许多县的老龄化办公室都有免费的老年人法律诊所，您可以去看看。完成这些文件将有助于您尊重亲人的意愿。

宗教和文化期望

作为主要的照护者，您可能非常清楚在您深爱的人生命的最后阶段应该遵循的宗教和文化传统。有时，人们会选择与自己的信仰团体重新建立联系，在临近生命终点时寻求精神慰藉。当您的亲人无法再表达自己的意愿，您需要代表他们采取行动。您将成为他们的代言人，为他们提供必要的支持，确保他们的愿望得到正确的执行。

捐赠大脑

当您的亲人去世，您可以考虑捐献他们的大脑用于研究。如果这是您亲人的意愿，您的医生会帮助您联系合适的医院。对家人来说，这是一个艰难而又非常悲伤的决定。但是，如果您愿意考虑这样做，请认识到大脑捐赠有助于一种类型的研究，这种类型的研究有助于找到治愈方法，并了解疾病在大脑中的发展过程和原因。当您感到压力和悲伤，这个决定可能会让您不知所措。尽量不要因为这个决定而感到压力——这听起来很傻，但要正确看待这个问题。大多数家庭都知道他们的亲人会怎么说——要么说"是的，我没问题"，要么说"绝对不行，我绝对不想把我的大脑捐献给研究"。这是一个选择，但不要让它成为压力或家庭纷争的根源。

葬礼筹备计划

您可能知道您的亲人希望人们如何怀念他。筹办葬礼或追悼会是一个以充满爱意和个性化的方式，表达您最后敬意的好机会。您或许已经知道亲人有何愿望，而尊重这些愿望是您可以给予的意义非凡的礼物。让团队成员来帮助您，共同度过这个非常艰难的时刻和情感过程。

深入了解阿尔茨海默病

在阿尔茨海默病的晚期，大脑不再能够提供维持生命所需的功能。您的亲人将失去面部表情和交流需求的能力。这对您来说可能是非常具有挑战性的经历。阿尔茨海默病是无法治愈的，这将是他们死亡的原因，除非是其他医疗状况引发了致命的并发症。临终前，您的亲人需要温柔的安慰、优质的照护以及您不间断的关爱和支持。

说什么

考虑在亲人生命的最后时刻对他们说什么可能会让人感到恐惧和不知所措。另外，即使是在亲人生命的最后时刻，您也可以很自在地与他们交谈。这是一个非常特殊的时刻，也是一个让人深有感触的时刻。以下表述供您参考：

"爸，我们希望您能舒服点。放轻松，别紧张。我们爱您，一切都会好起来的。"

"爸，我拿出了我们去年准备好的法律文件。我想确保您的愿望得以实现。"

家庭对话：

"爸说，他想尽可能长时间地待在家里，除非我们无法再照顾他了。我们需要考虑请更多的人来提供全天候照护，或者移动他。我答应过他，永远不会把他送进养老院，然而我无法再满足他的医疗需求了。"

"也许是时候开始制订计划向爸致以最后敬意了。医生认为他可能很快就会去世。您能打电话给外地的家人，让他们过来吗？"

"我们都知道爸爸想要什么。让我们尽最大努力尊重他的意愿。这太难了，比我想象的还要难。"

"爸爸已经 85 岁了。他活得很好，但这并不能让这件事变得更容易（指葬礼）。"

做什么

在阿尔茨海默病晚期，您的亲人会继续通过感官来体验周围的环境。播放他们最喜欢的音乐或读几页他们最喜欢的书仍能给他们带来安慰。在他们的皮肤上涂抹少量体温乳液——这会让他们感觉非常舒缓，尤其是用您的手抚摸。此时此刻，你们之间的亲密确实非常特别。想一想，在他们生命的最后时刻，你们可以如何分享珍贵的时刻。

确保身边有所有的法律文件。预先指示将指导您在亲人生命末期作出决定。对您来说，这可能是一段非常艰难的时期，因此在您的亲人需要更多照护，或者您考虑转移他们的时候，制订一个计划显得尤为重要。从医院转移到照护机构，然后再回到家中，这样的过渡不仅会给您的亲人带来很大的压力，还可能使他们面临潜在的感染和伤害，还会加剧他们的精神错乱和整体痛苦。重要的是，要时刻关注您的亲人，寻找其痛苦和不适的迹象。如果您发现亲人的面部表情变化、肿胀或其他身体迹象表明他们可能处于痛苦之中，请立即致电医生。在疾病的晚期，舒适和生活质量必须放在首位。这也是一个非常特殊的时期，您可以静静地坐在亲人身边，珍惜你们共同度过的最后时光。

请教医生什么

现在，您的亲人很可能无法亲自前往就诊。请将医生的电话号码放在电话旁边或张贴在显眼的位置。

您可以就以下问题致电医生：

· 现阶段应停用哪些药物？

· 我应该注意什么，或者我如何知道我的亲人何时接近生命的终点？

· 我还能做些什么来确保他们感到舒适？如何减轻他们的痛苦？

· 如果我的亲人在家中去世，还必须转移去医院吗？

· 您是否愿意帮助我们制订一项安宁疗护计划，在适当的地点提供最佳类型的照护？

自我照顾

对于作为照护者的您来说，这是一段漫长而艰难的旅程，但也并非没有收获。您照顾了自己的亲人，维护了他们的尊严，保障了他们的生活质量。这是您所能给予的最珍贵的礼物。您可能不以为意，但现在是让自己休息一下的好时机，即使您的亲人已接近生命的终点。抽出片刻，笑一笑，哭一哭，回味过往，意识到自己在日复一日照顾亲人中做得非常出色。您学到了很多，完成了很多任务，成为这位特殊至亲真正的贴心人。您的力量和决心可能让您自己都感到惊讶。即便如此，您也必须花一些时间休息，吃一些健康、有营养的食物。滋养您的精神，哺育您的灵魂，帮助您在这最后一段旅程中更加坚强。对您来说，这将是一个情绪和精神上都很疲惫的时期。您可能会看到自己的亲人在生命的最后时刻遭受痛苦，您会希望自己能够坚强，让他们安心。

身边要有爱您和支持您的人！照顾好自己的身心和精神比以往任何时候都更加重要。注意自我照顾将在一定程度上帮助您保持平衡。作出对自己更健康的选择，抵制任何冲动，避免养成不健康习惯，借此应对这种毁灭性情况。如果您做得太过分，请立即原谅自己，并在第二天回到正轨。不要让自己活在遗憾或自我怀疑中。您是一位尽职尽责、体贴周到的照护者。人无完人，当您精疲力竭、心力交瘁时，特别容易采用不健康的应对机制。有意识地以积极和关爱的方式关注自我照顾。

把宝贵的精力留给需要完成的重要任务。不要被家庭琐事缠身。在此期间，自我照顾将帮助您管理情绪并保持平衡。

铭记于心

您做了很多了不起的事情，您的付出对您的亲人产生了积极而深远的影响。照护工作会牵动您的情绪，尤其是在漫长旅程的最后阶段。今天就为自己做一件事吧。您是独一无二的，值得抽出时间来欣赏自己。走到户外，尽情地、畅快地深呼吸。仰望蔚蓝的天空，让阳光温暖您的脸庞。

"我们中的一些人认为坚持会让我们坚强，但有时放手才是最重要的。"

——赫尔曼·赫塞

反思与展望

　　您已经完成了照顾阿尔茨海默病患者的旅程，这无疑是一段充满挑战的经历。您可能仍在继续照顾您的亲人，现在读完这本书是为了了解未来可能发生的事情。或者，您的亲人已经去世，在这种情况下，我们对您痛失亲人一事深表遗憾。您很清楚，这是一场马拉松，而不是短跑，您做了一件非凡的事情。您的时间、精力和爱是您能与他人分享的最珍贵的礼物——您以最持久的方式将自己奉献给了这项崇高的事业。为您的损失流泪吧，但请昂起头，因为您有勇气和毅力去面对您所遇到的无数情况，并迎难而上。在帮助亲人保持有尊严和舒适的生活质量的过程中，你们度过了美好的时光，克服了各种挑战，分享了所有美好的时光，这些都是值得珍藏的记忆。如果没有你们的爱和承诺，这一切都不会发生！您是如此特别，您可以为自己在亲人生命中所作的改变感到无比自豪。是否也有过这样的时刻，您在思考采取不同的方式处理？可能会有，但没关系。请将遗憾抛诸脑后，并从以下事实中找到平静和安慰：在一个漫长而极具挑战性的环境中，您每天都在尽自己最大的努力。

现在，请将目光转向未来，感谢这段人生经历，并坚信自己是一个坚强、勇敢、有韧性的人，能够成就一番事业。您可能再也无法回到从前。事实上，您可能会发现自己对生活的看法已经发生了改变。过去曾经困扰您的那些事情，现在可能已经无关紧要了。您知道谁是您可以信赖和依靠的人，这段旅程让您变得更加睿智。您可能会发现，自己比以往任何时候都更愿意从简单的事情中发现值得感恩之处。这是一段相当漫长的旅程！在这个过程中，您成长了，付出了，深爱了，也全身心牺牲了。现在，是时候感谢您所做的一切，感谢您成了今天这样强大的人!

　　在所有这一切中，请记得善待自己——您的确是一位英雄!

　　"如果我们庆祝过往的岁月，它们将会转化成未来的力量和欢乐之源。"

——无名

参考资料

阿尔茨海默病协会，《阿尔茨海默病各阶段》。访问日期：2019 年 2 月 11 日，www.alz.org/alzheimersdementia/stages.。

阿尔茨海默病协会，《阿尔茨海默病的 7 个阶段是什么？》。访问日期：2019 年 2 月 11 日，https://www.alzheimers.net/stagesofalzheimersdisease.。

美国疾病控制和预防中心，《什么是阿尔茨海默病？》。访问日期：2019 年 2 月 11 日，https://www.cdc.gov/aging/aginginfo/alzheimers.htm.。

老子、贾复奉、简·英格利希、图翁内特·李普和雅各布·尼德尔曼，《道德经》。纽约：维京图书，2012 年。

梅奥诊所，《阿尔茨海默病分各阶段：疾病的进展》。访问日期：2019 年 2 月 11 日，https://www.mayoclinic.org/diseasesconditions/alzheimersdisease/indepth/alzheimersstages/art20048448.。

国家安宁与姑息关怀组织，《安宁疗护》。访问日期：2019

年 2 月 1 日，https://www.nhpco.org/about/Hospicecare.。

斯蒂芬·波斯特，《为什么严重失忆的人很重要？希望、伦理与痴呆症患者》。澳大利亚痴呆症培训，https://www.dta.com.au/wpcontent/uploads/2017/10/DTA_HopeandDeeplyForgetfulPeoplebyProfessorStephenPost.pdf.。

资源

网站

照护者支持网站：

AARP.org/caregiving（美国退休人员协会为照护者及其家人提供的资源）

ALZ.org/helpsupport/caregivingandALZ.org/helpsupport/resources/helpline（阿尔茨海默病协会——获取与阿尔茨海默病相关准确信息的最佳来源，由专家撰写）

Alzheimers.org.uk（英国阿尔茨海默病协会）AMC.edu/patient/services/neurosciences/alzheimers_disease/index.cfm（奥尔巴尼医疗中心阿尔茨海默病卓越中心）

Caregiver.org（家庭照护者联盟）

www.Caregiver.va.gov（退伍军人事务照护者支持）

CaregiverAction.org（照护者行动网络）

Caregiving.org（全国照护者联盟）

Facebook.com（在您所在地区搜索照护者支持团体）

Health.harvard.edu/newsletters（哈佛健康通信）

NADSA.org/learnmore/aboutadultdayservices（国家成人日间照护项目）

NIA.NIH.gov（国家老龄化研究所）

NIH.gov（美国国立卫生研究院）

ProjectLifesaver.org（救生员项目）

SPHP.com/alzcare（纽约东北部阿尔茨海默病照护者支持行动）

WebMD.com（WebMD）

WHO.int（世界卫生组织）

热线

阿尔茨海默病协会（24/7）帮助热线：18002723900

帮助获取福利的网站

DOL.gov/whd/fmla（《家庭和医疗休假法》）

CMS.gov（医疗保险和医疗补助服务中心）

Medicaid.gov/medicaid/ltss/selfdirected/index.html（医疗补助计划）

励志网站

Ted.com/talks（TED 演讲）

书籍

《居家养老：改造、整理和清理父母的家》，职业治疗师、社会工作硕士以及认证老年人装修专家琳达·G.施拉格著（公牛出版公司，2018 年）。

《照护者的工具箱：核对清单、表格、资源、移动应用和直言指导，帮助您提供体贴入微的护理》，卡罗琳·P.哈特利和彼得·黄著（泰勒贸易出版社，2015 年）。

《应对困难的年长父母：为压力山大的子女提供的指南》，蕾丝·勒博著（威廉·莫罗出版社平装本，1999 年）。

《阿尔茨海默病旅程中的快乐时光：家庭和护理者指南，第 5 版》，乔琳·布雷基著（普渡大学出版社，2016 年）。

《痴呆症护理者：照顾阿尔茨海默病及其他神经认知障碍患者指南》（护理指南系列），马克·E.阿格罗宁著（罗曼与利特菲尔德出版社，2015 年）。

《照顾年迈父母全攻略（第 3 版）：涵盖医疗、财务、住房和情感问题的一站式资源》，弗珍妮亚·莫里斯著（沃克曼出版社，2014 年）。

《迈克与我：鼓舞人心的指南，帮助选择在家共同面对阿尔茨海默病的夫妻》，罗莎莉丝·皮尔著（扎德拉出版社，2018 年）。

《阿尔茨海默病的道德挑战：从诊断到死亡的伦理问题》，第 2 版，Stephen G. Post 著（约翰霍普金斯大学出版社，2000 年）。

《照护的转折：从混乱到自信》，盖尔·希希著（威廉·莫罗出版社，2010 年）。

《曾经的某人：回忆录》，温迪·米切尔著（保兰登书屋，2018 年）。

《艰难时刻：为照护者提供的实用技巧和救心智慧（第 2 版）》，保拉·斯宾塞·斯科特著（伊娃·伯奇传媒，2018 年）。

《36 小时的一天：照顾阿尔茨海默病、其他痴呆症和记忆丧失患者的家庭指南》，南希·L. 梅斯和彼得·V. 拉宾斯著（约翰·霍普金斯大学出版社，2017 年）。

《深思熟虑的痴呆照护：理解痴呆症体验》，珍妮弗·根特·富勒著（CreateSpace 独立出版平台，2012 年）。

《了解阿尔茨海默病：初次照护者的阿尔茨海默病和痴呆症了解与准备计划》（卡利斯托加出版社，2013 年）。

《当推理不再奏效：痴呆症和阿尔茨海默病照护者实用指南》，安吉尔·史密斯著（帕克·海登传媒，2017 年）。

关于作者

　　玛丽·莫勒（Mary Moller）是一位拥有社会工作硕士学位和健康与福祉高级学习证书的专业人士，她已有超过 15 年的社区工作经验，协助家庭和照护者平衡他们所面临的诸多需求。目前，她在奥尔巴尼医疗中心的阿尔茨海默病卓越中心工作。她毕业于奥尔巴尼大学社会福利学院的老龄化实习项目，并在该校获得了社会工作硕士学位。现在，她又回到该项目担任兼职教授，同时也正在攻读博士学位。

　　除了在老龄化和社区工作方面的丰富经验外，玛丽还在许多会议上就同情疲劳和照护者倦怠等主题发表演讲，阐述了爱护照护者的重要性，她将继续把健康老龄化和自我照顾作为职业和个人的首要任务。